SERENA GOLDENBAUM

BEAUTY

FOR YOU

*Ich zeige Ihnen,
wie schön Sie sind*

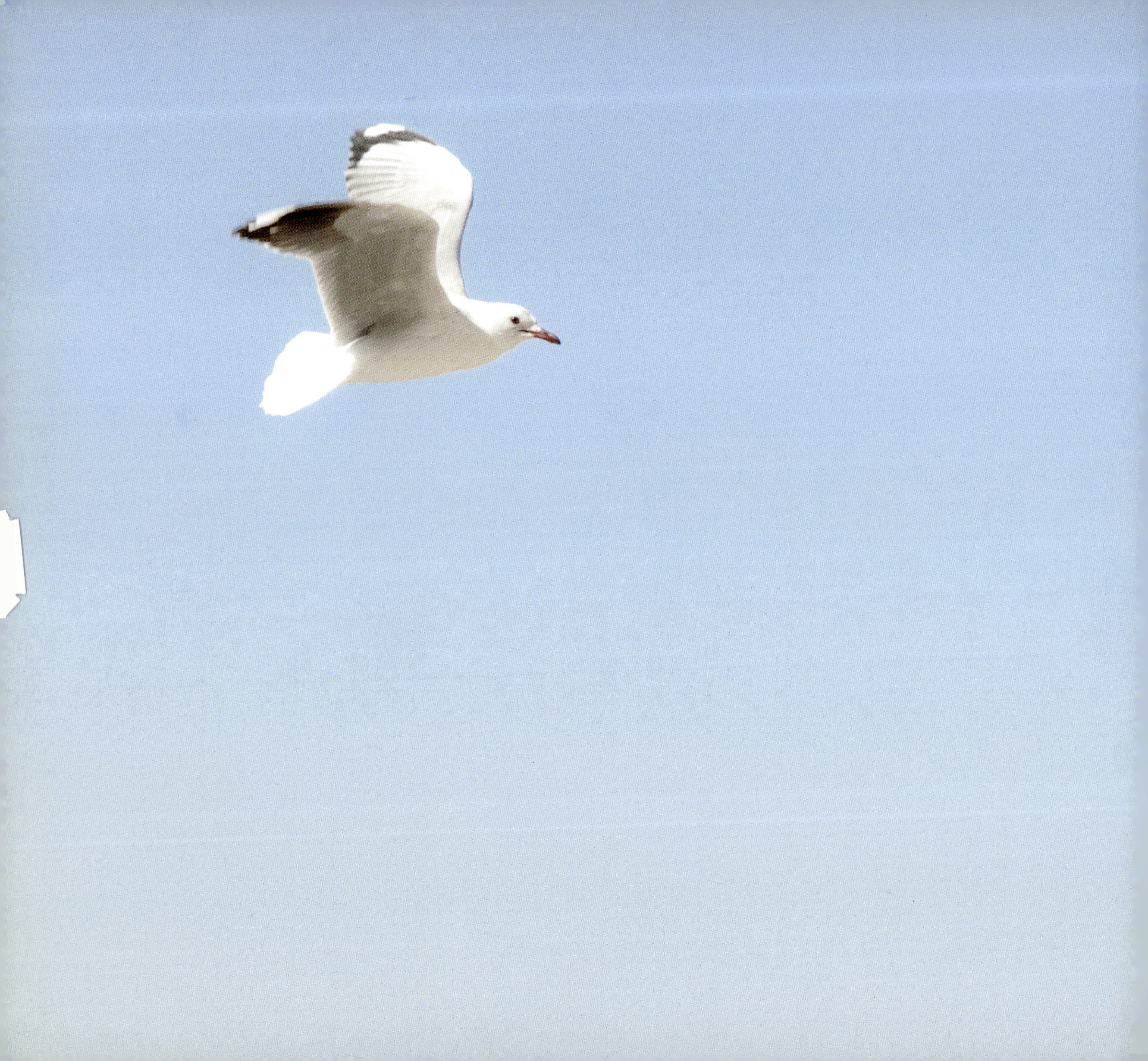

südwest

SERENA GOLDENBAUM

BEAUTY
FOR YOU

Ich zeige Ihnen, wie schön Sie sind

inhalt

Schönheit, wie ich sie sehe

innere schönheit

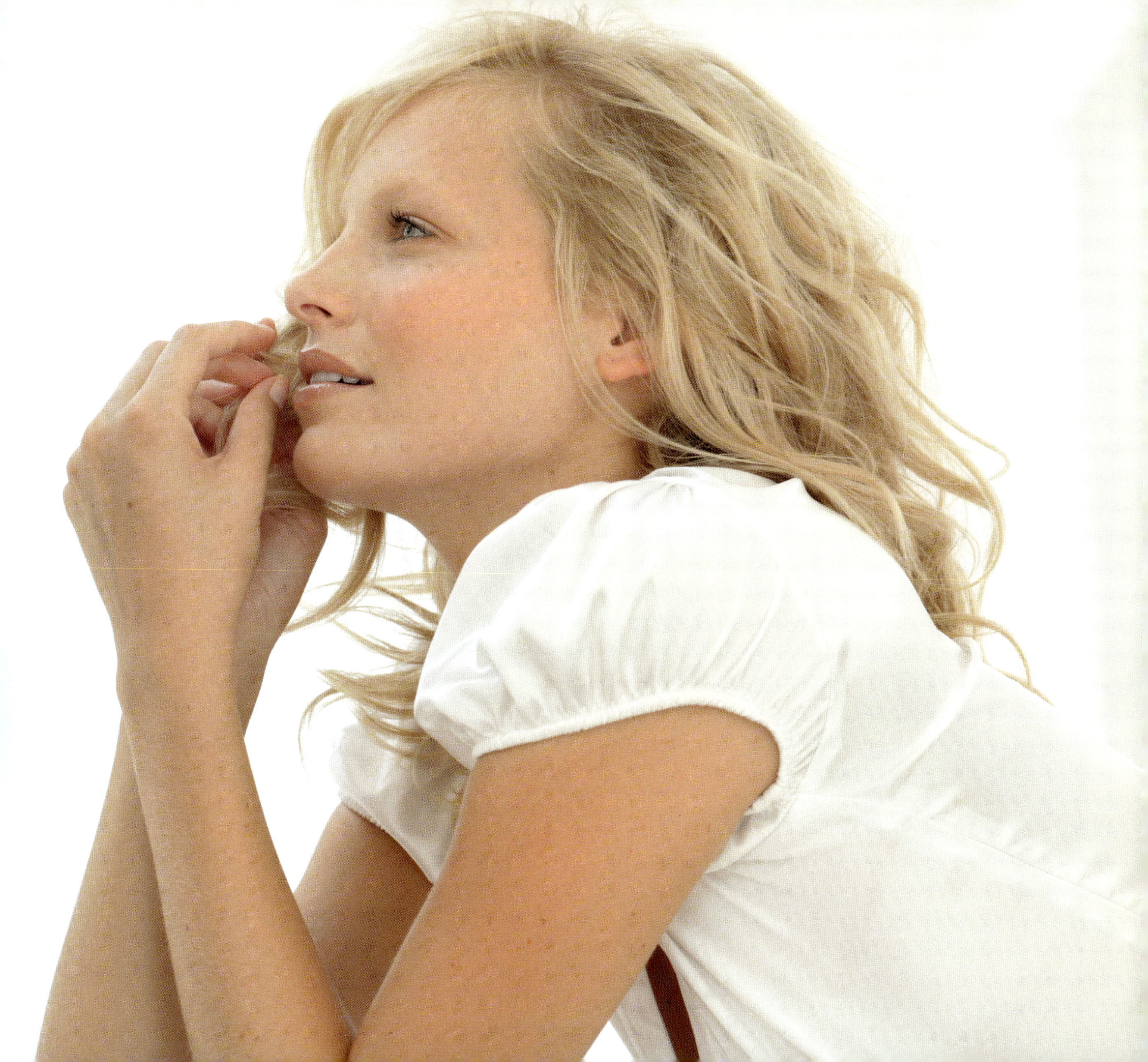

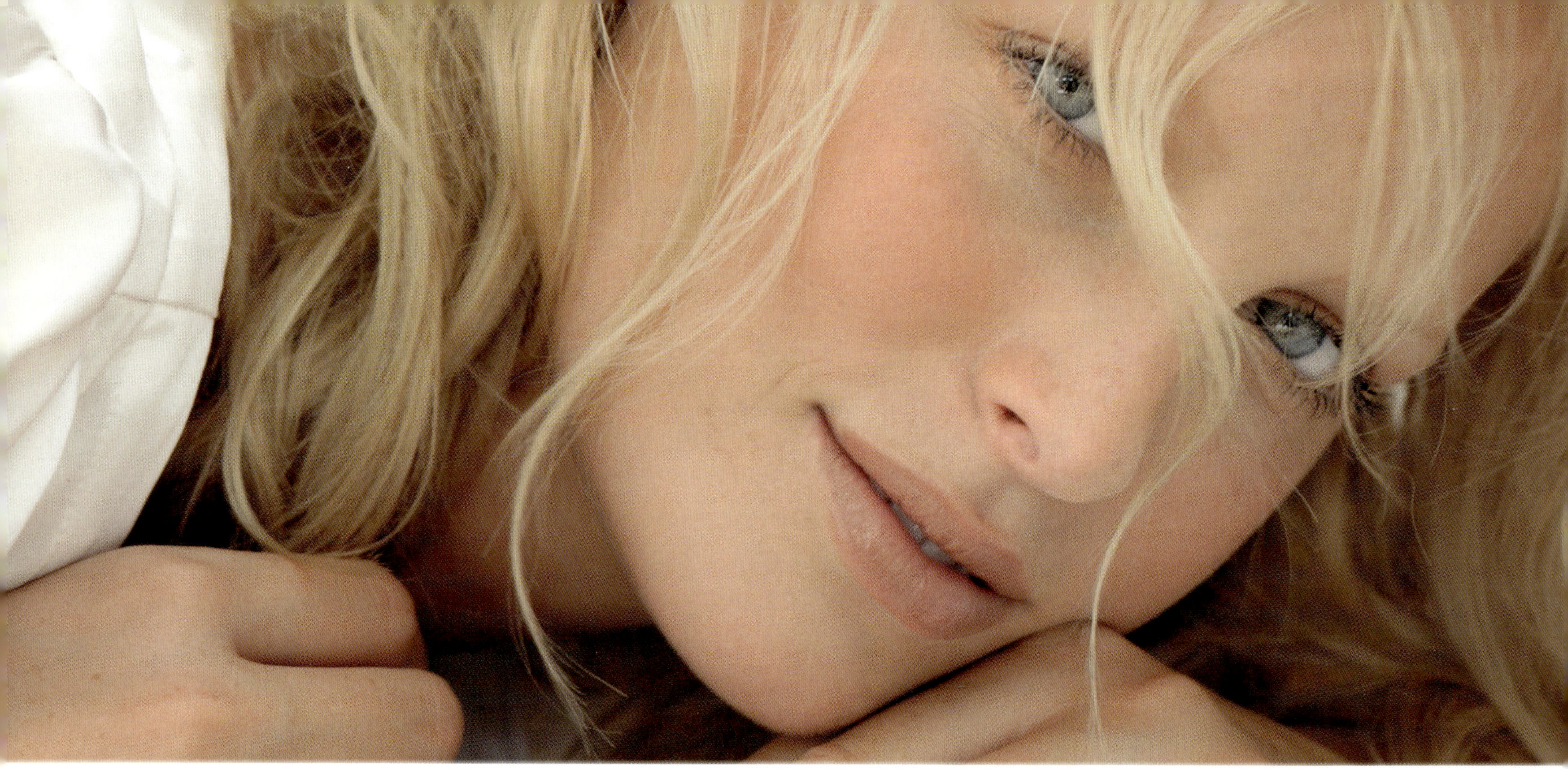

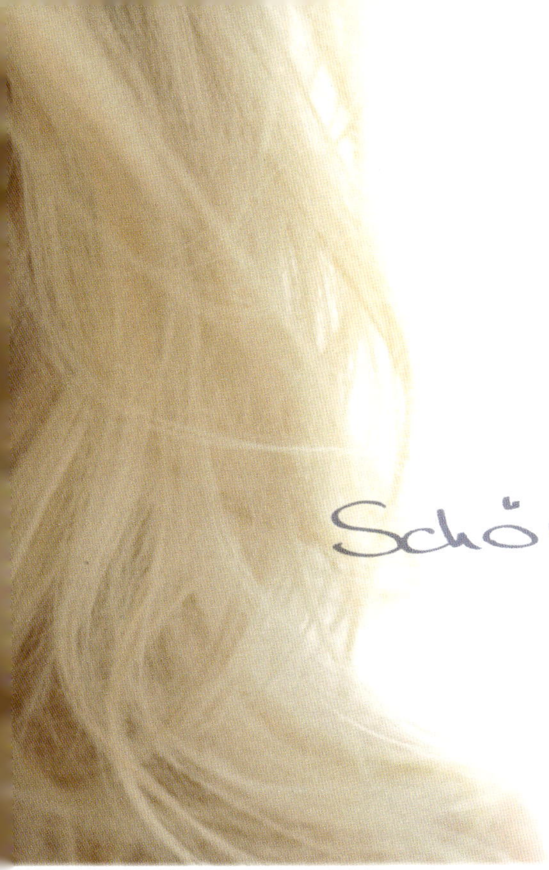

inhalt

Schönheit, wie ich sie sehe

äußere schönheit

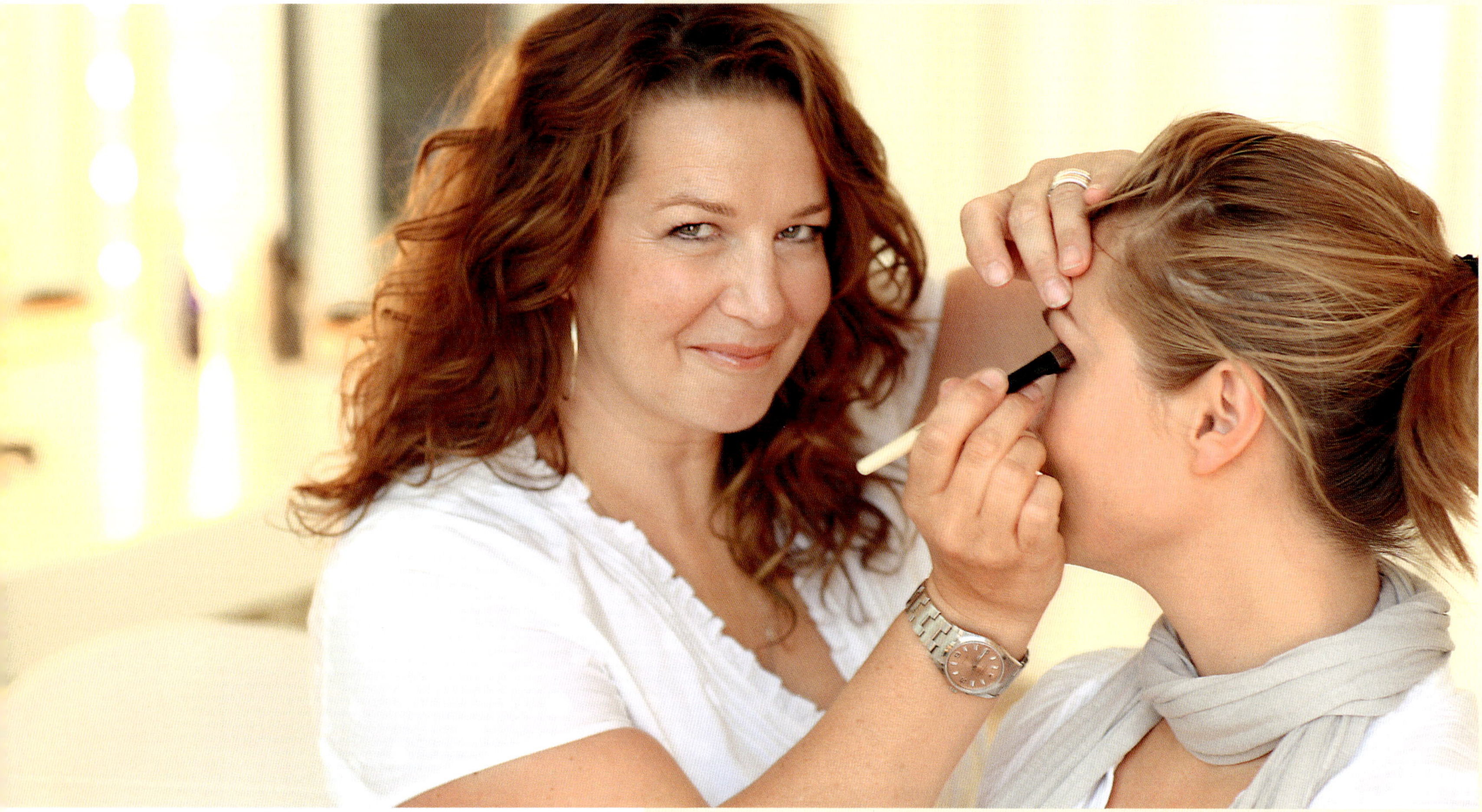

vorwort

Seit 25 Jahren arbeite ich an der »Verschönerung« vieler Menschen. Erst als Friseurin, dann als Haar- und Make-up-Stylistin für internationale Fotoproduktionen (Modezeitschriften, Kosmetikkampagnen, Werbung und Kataloge). Viele Prominente und Celebrities verlassen sich auf mein Können und Gespür, um so schön wie möglich und optisch optimal in die Öffentlichkeit zu treten.

Leider treffe ich dabei auch immer wieder auf viele Menschen, die mit Ihrem Äußeren gar nicht zufrieden sind, sich nicht mögen, sich manchmal sogar wegen eines vermeintlich äußeren »Makels« hassen. Sie werden es mir wahrscheinlich nicht glauben, doch selbst Models, Stars und Sternchen geht es manchmal so. Nur haben Menschen, die in der Öffentlichkeit stehen, in der Regel ein Team von Experten um sich, die sie wirklich optimal in Szene setzen.

Es gibt viele Tipps und Tricks, die helfen, einzigartig, schön und selbstbewusst zu wirken. Je länger ich mich mit Schönheit beschäftige, umso mehr sehe ich die wahre innere Schönheit der Menschen, die oftmals hinter Selbstzweifeln, Minderwertigkeitskomplexen oder einer Maske aus Make-up, Frisur und Styling liegt.

Und ich möchte auch Ihnen zeigen, wie Sie ihre ureigene, authentische, innere Schönheit wieder nach außen strahlen lassen und mit kleinen Hilfsmitteln hervorheben können. In diesem Buch können Sie entdecken, wie schön Frauen auch unoperiert und »unbearbeitet« aussehen und wie mit ein paar Tricks und Tipps tolle Transformationen entstanden sind. Ich lade Sie ein, sich wieder neu kennenzulernen, sich wohl und zuhause und schön in Ihrem Körper zu fühlen – Sie werden dankbar dafür sein, wie Sie geschaffen sind.

Ich wünsche Ihnen ein Leben in Liebe, Freude und Frieden.

Serena Goldenbaum

P.S.: Dieses Buch besteht aus zwei Hauptteilen. Im ersten Kapitel »Innere Schönheit« (S.10 – 63) erfahren Sie, was in Ihrem Kopf und Herzen passieren sollte, damit Sie Ihre eigene Schönheit erkennen, annehmen und betonen können. Im Kapitel »Äußere Schönheit« (S.64 – 155) gebe ich Ihnen praktische und wirkungsvolle Beauty-Tipps.

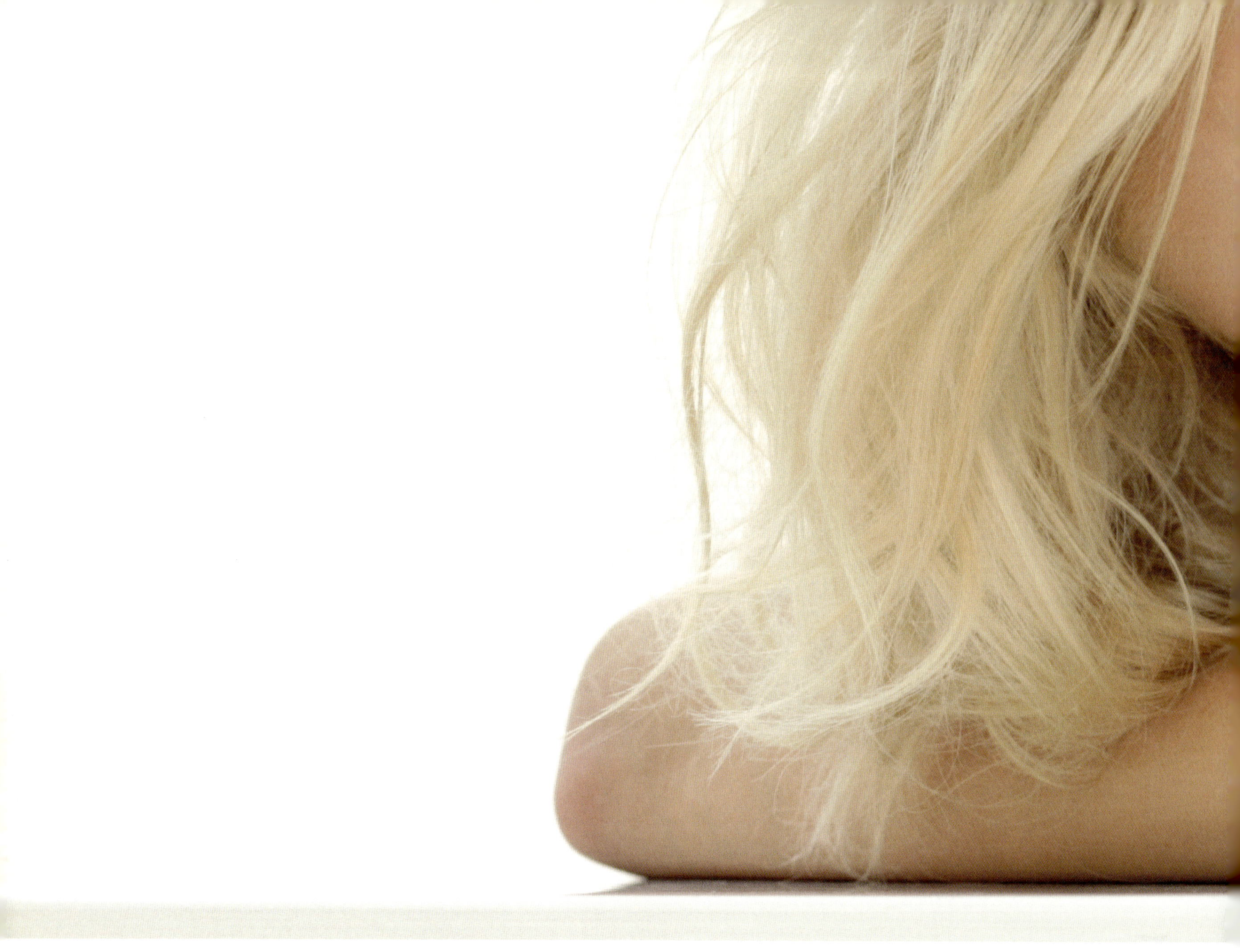

innere

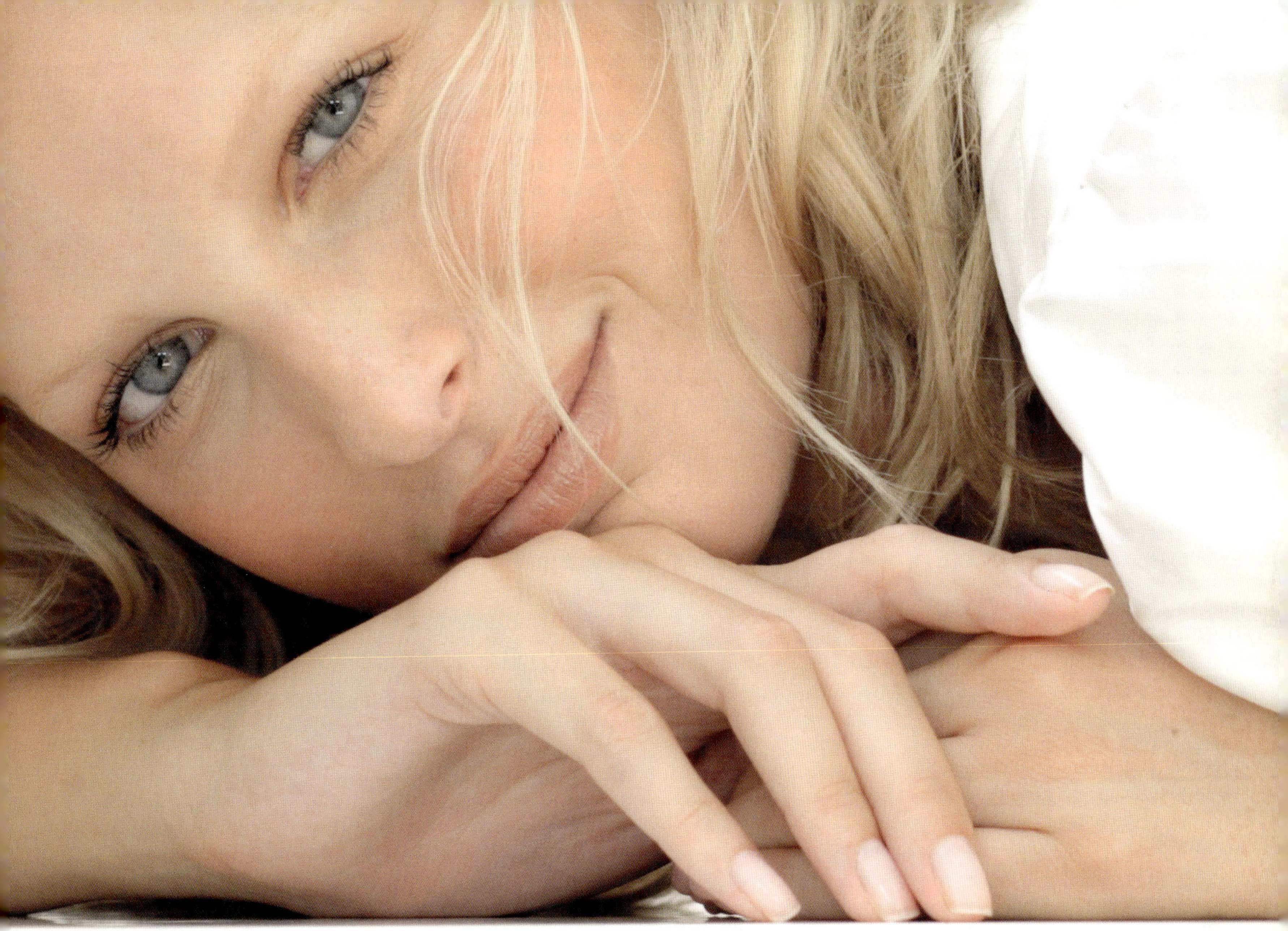

schönheit

das besondere in ihnen

Dass Schönheit nicht nur aus Äußerlichkeiten besteht, ist bereits lange klar. Schönheit kommt von innen, das haben wir schon oft gelesen … Aber wie lebe ich meine innere Schönheit nach außen, wenn ich mich morgens im Spiegel betrachte und mich unattraktiv und hässlich finde? Wie gehe ich mit diesen negativen Gefühlen mir selbst gegenüber um? Was mache ich am besten mit meiner Haut, welches Make-up wähle ich, was mache ich, wenn die Haare nicht sitzen …? Kurzum, wie zaubere ich meine mir eigene Schönheit wieder hervor und wie bringe ich sie nach außen? Was brauche ich/was kann ich tun, um meinen Selbstwert zu heben, mehr Ausstrahlung zu erlangen und das Beste aus meinem Aussehen zu machen?

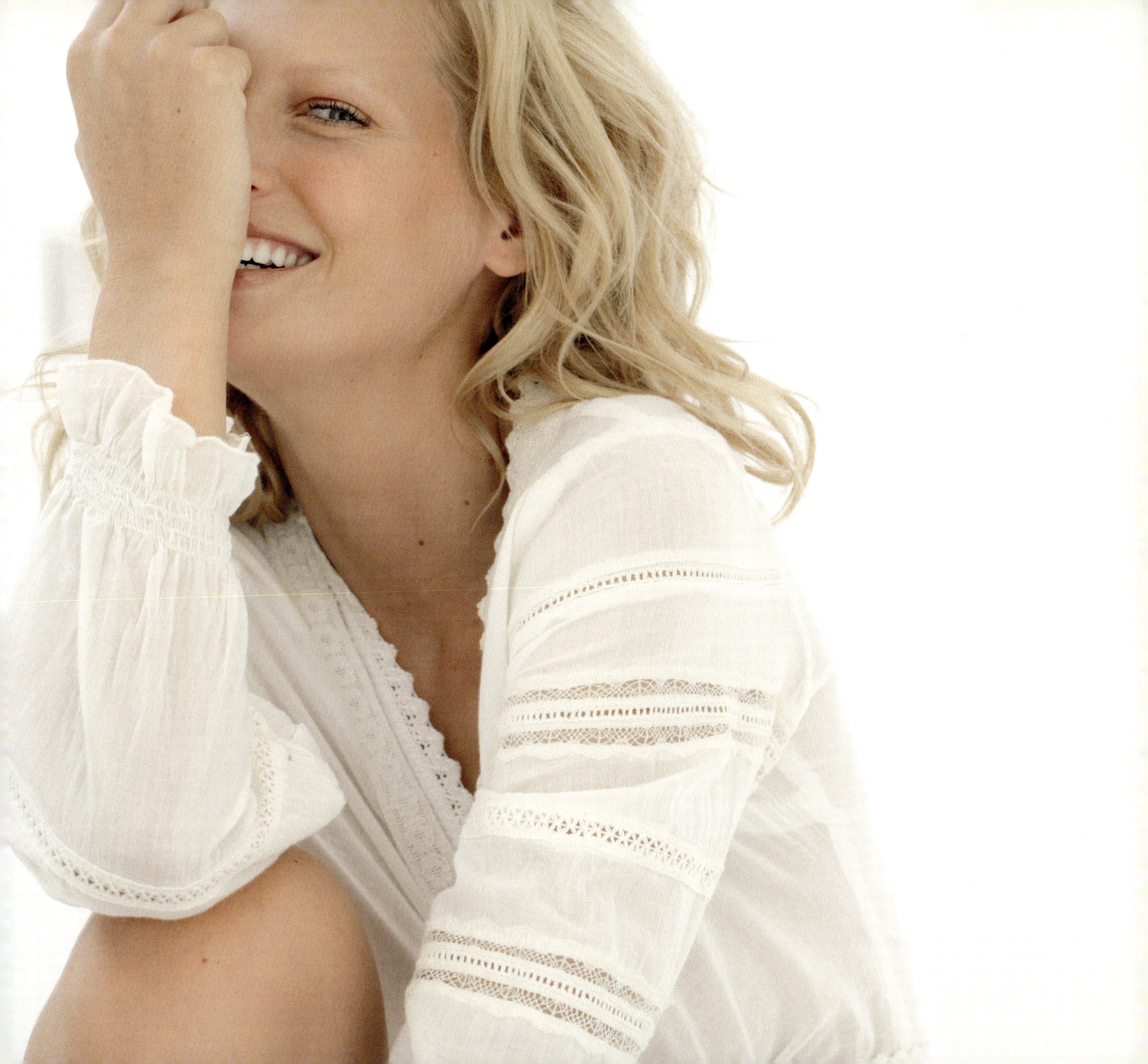

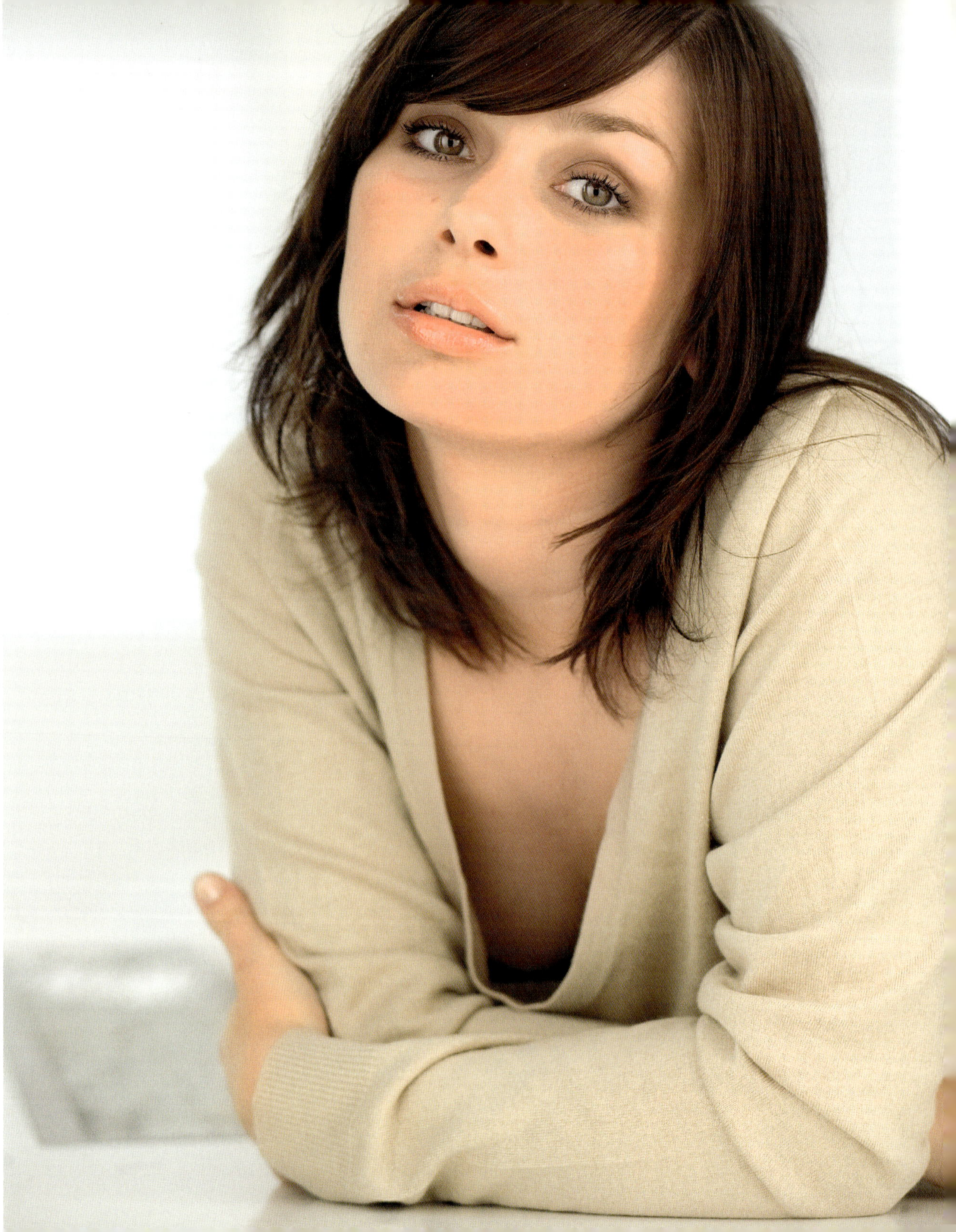

bin ich schön?

Jeder Mensch ist einzigartig! Jeder Mensch hat seinen eigenen Gang, seine eigene Stimmlage, einzigartige Augen, Lippen, Haare, eine einmalige Nase, Figur etc. Sie sind einzigartig, so etwas wie Sie gibt es nicht noch einmal! Allein das ist schon wunderschön.

Ihre einzigartige Schönheit kommt von innen. Durch Ihre Persönlichkeit, Ihre Art sich zu geben, sich zu bewegen, Ihre Art zu reden, zu schauen, mit Menschen umzugehen. Dadurch, wie Ihr Inneres nach außen strahlt.

Ausstrahlung hat man,
wenn man erkannt hat,
was einen besonders macht.

was ist eigentlich ausstrahlung?

Ausstrahlung besitzt jeder Mensch, denn aus jedem von uns strahlt etwas von seinem Inneren nach außen. Durch seine Ausstrahlung erfahren wir viel über die Gedanken und Stimmungen eines Menschen, über ihn und seine Umwelt. Meist sind es Gefühle wie Glück, Zufriedenheit, Traurigkeit, Liebe, Gelassenheit, Unruhe, Hoffnungslosigkeit, Selbstanklage oder Schuldgefühle, die sich in unserer Ausstrahlung und in unseren Gesichtszügen widerspiegeln – je nachdem, was in uns vorgeht und welchen Selbstwert wir uns geben. Wir spüren, ob ein Mensch sich in seiner Haut wohl fühlt oder sich selbst vielleicht nicht mag. Wenn ich mich selbst wohl fühle, gehe und bewege ich mich aufrechter und selbstbewusster, als wenn ich unglücklich – mit hängenden Schultern und trauriger Miene – durchs Leben gehe. Was ich über mich selbst denke, bestimmt meine Ausstrahlung.

Charisma entsteht aus einer Mischung aus Glauben an sich selbst und selbstsicherem Auftreten. Und da haben Sie die Wahl: Sie können Ihre Aufmerksamkeit auf die Dinge legen, die Sie nicht mögen und sich morgens im Spiegel »fertig« machen. Oder Sie richten Ihre Aufmerksamkeit auf Ihre Stärken und die schönen Dinge an Ihnen und beginnen den Tag mit schönen und liebevollen Gedanken über sich selbst. Ihre Ausstrahlung wird auf jeden Fall eine andere sein. Sie entwickeln Ihr persönliches Charisma und Ihre innere, ureigene, natürliche Schönheit kann nach außen strahlen.

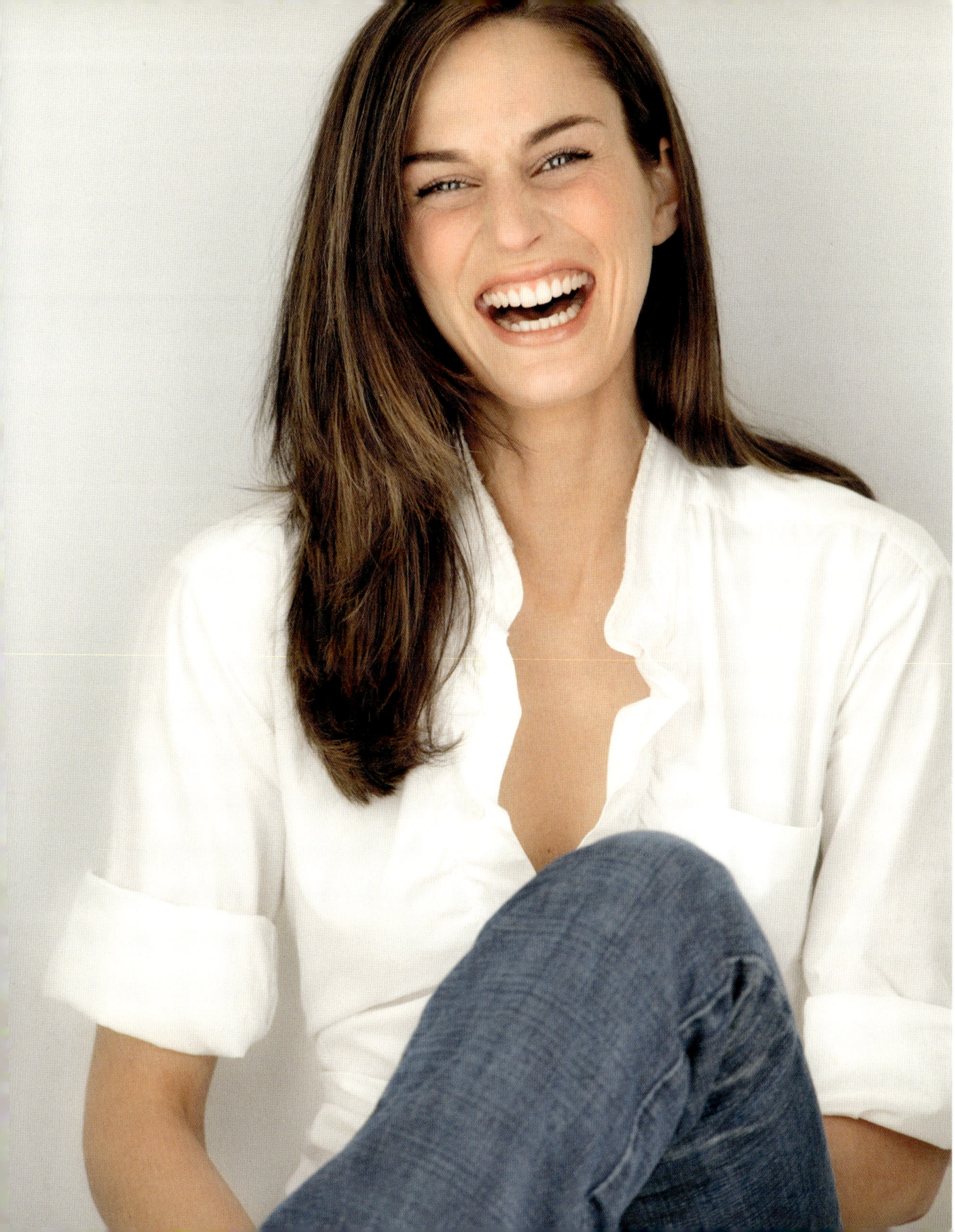

guten morgen, schönheit!

Darf ich Sie fragen, wie Sie sich morgens im Spiegel einen »Guten Morgen« wünschen? Begrüßen Sie sich wie eine liebe Freundin? »Hey, schön dich zu sehen!« Oder betrachten Sie sich morgens im Spiegel und denken: »Wer bist du? Ich kenne dich nicht, aber ich wasche dich.« »Wie sehe ich nur wieder aus?«, »Ach, die Heidi ist viel schlanker, hübscher und größer als ich.«, »Ich würde auch gern wie ein Model aussehen.« Oder: »Warum sehen in den Zeitungen die Promis auch nach zwei oder drei Schwangerschaften wieder schlank und strahlend aus – und ich nicht?«
Sollten Sie so über sich denken, sind Sie sich selbst gegenüber ziemlich unfair, denn hinter den gestylten Gesichtern auf Werbeplakaten und in Modezeitschriften stecken viele Arbeitsstunden und Fachkräfte. Make-up- und Haarspezialisten, Stylisten, Fotografen, Retuscheure, Redakteure, Printer und viele mehr sind nur dafür da, die Person für diese eine Modestrecke, Werbung oder gerade dieses Titelfoto bestmöglich aussehen zu lassen. Sie können sich vielleicht gar nicht vorstellen, wie viel Zeit mit falschen Fingernägeln, Extensions, Wimpernfüllern, Push-up-BHs etc. bei so einem Shooting ins Land zieht. Die Person selbst achtet natürlich auch sehr genau auf Ernährung, Fitness und ihr äußeres Erscheinungsbild.

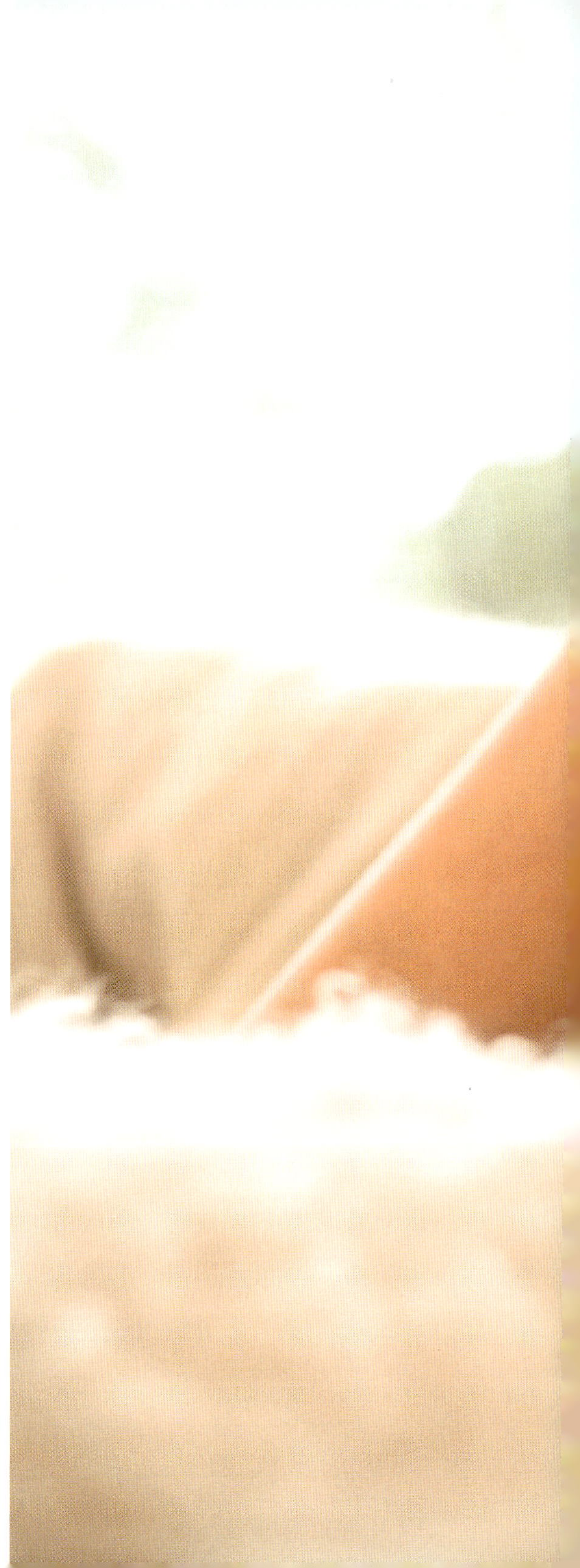

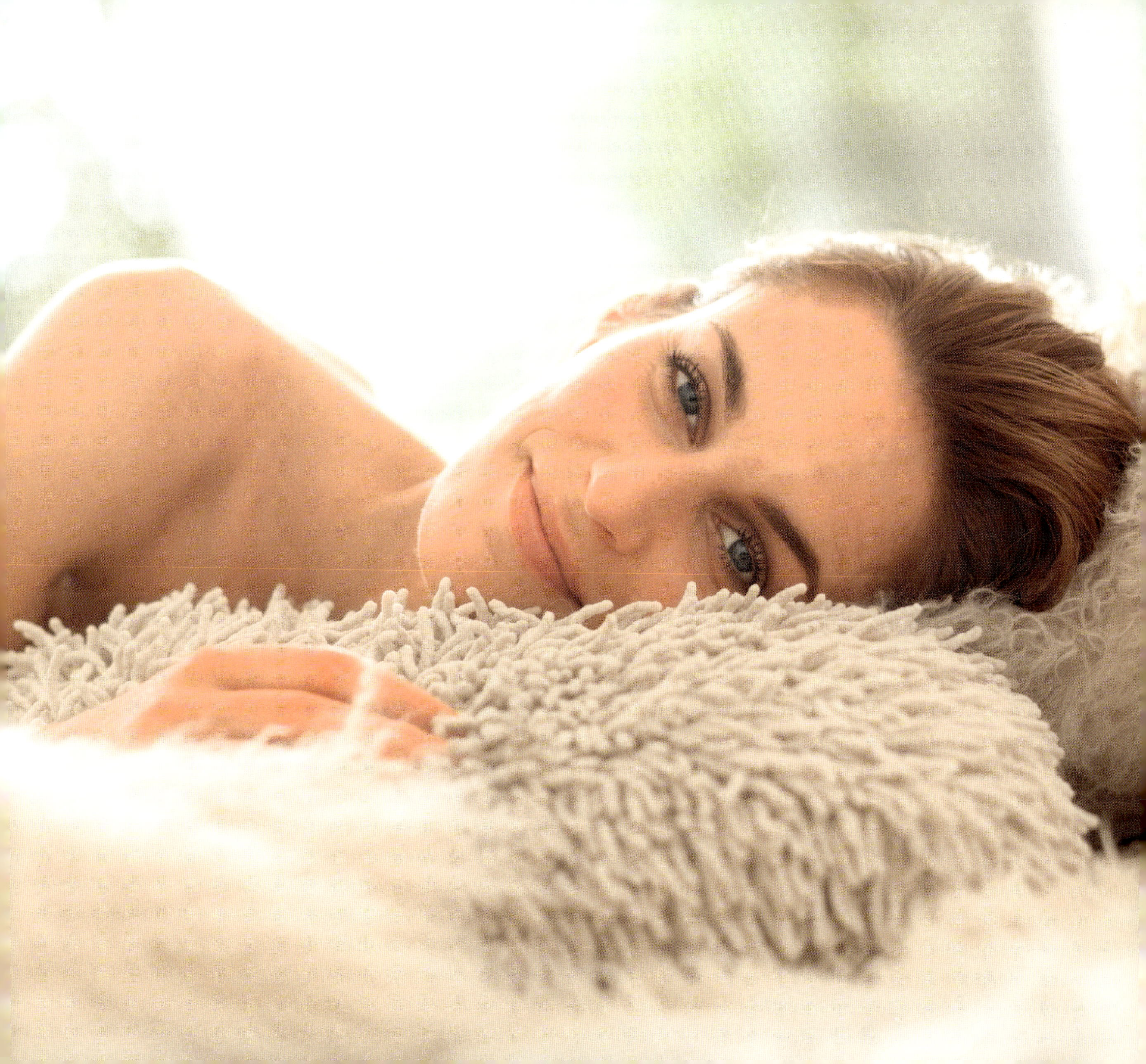

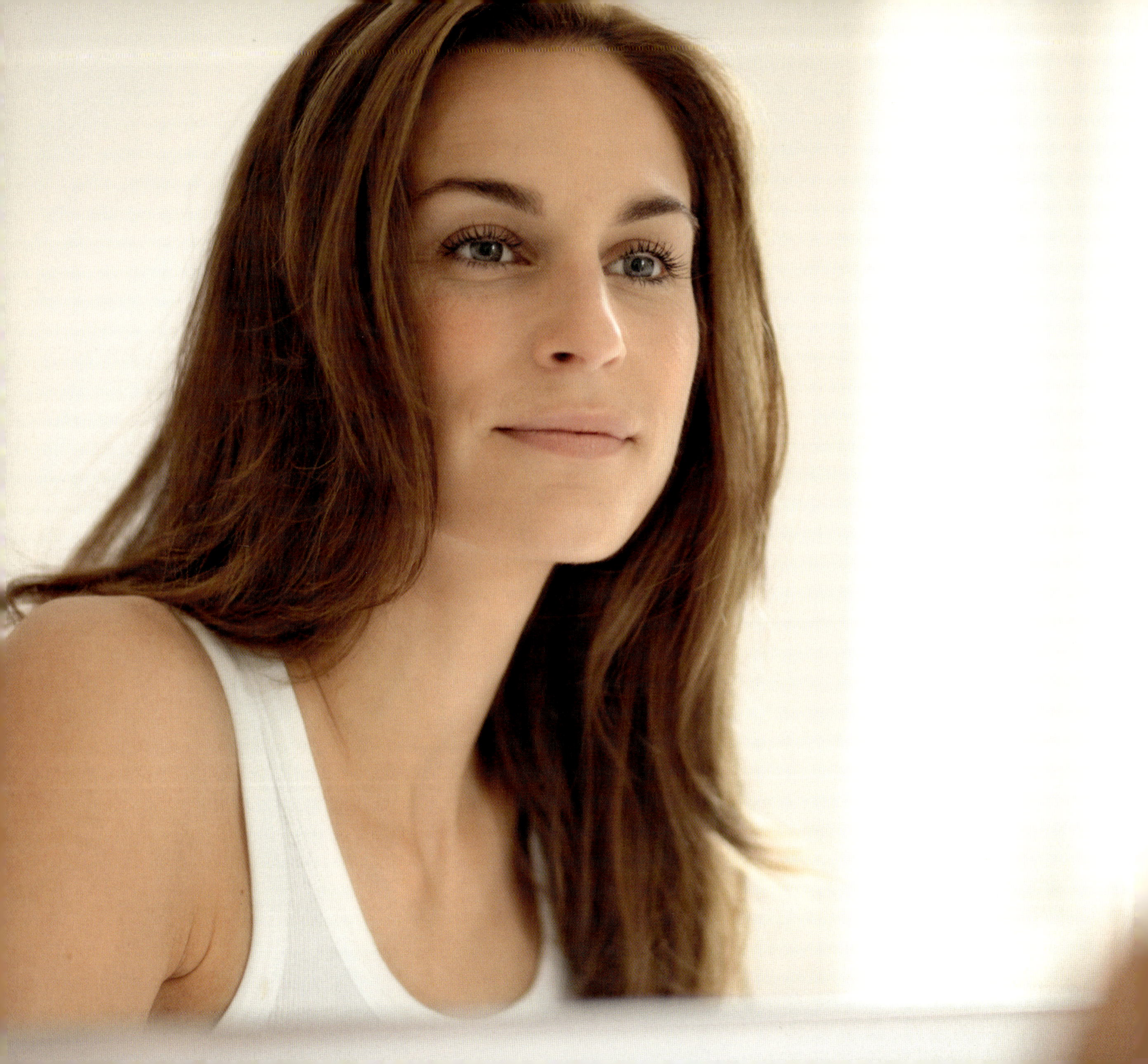

vergleichen lohnt sich nicht

Vergleichen Sie sich nicht mit Topmodels. Wirklich, es lohnt sich nicht und macht nur unglücklich. Sie geben sich selbst sonst immer wieder den Impuls, nicht gut genug, schön genug, straff genug, groß, schlank, hübsch, kurvig genug etc. zu sein. Sich mit anderen zu vergleichen, bringt nichts und tut nur weh, weil es immer jemanden geben wird, der oder die schlanker, reicher sein wird als wir.

Lassen Sie nicht zu, dass andere bestimmen, wie Sie sich mit sich fühlen. Mode und Kosmetik sind dazu da, Sie zu verschönern, damit Sie sich mit sich selbst wohl fühlen. Zeigen Sie sich von Ihrer schönsten Seite, Ihr eigenes Selbstwertgefühl wird dadurch natürlich gestärkt. Denken Sie mal darüber nach: Was wäre, wenn wir keine Spiegel hätten? Keine Mode, die es ab irgendeiner Größe nicht mehr gibt, oder die nicht zu bekommen ist, weil sie gerade nicht »in« ist? Keine Medien, die Menschen als zu dünn, zu dick, zu groß, zu klein oder als übergewichtig bewerten, die uns sagen, wie man sein Haar tragen sollte oder wie man figürlich am besten zur »In-Crowd« gehört?

Wahrscheinlich würden wir uns alle in schöne Tücher wickeln wie in anderen Kulturen, in Indien oder Afrika. Oder das altbewährte Fell tragen, das uns locker um den Hüften liegt und uns vor nordischen Winden schützt. Wir würden fühlen und spüren, was uns gut tut, wärmt und schützt – und uns nicht von außen erzählen lassen, mit welcher Mode wir uns wohl fühlen sollten.

Wir verfügen über natürliche Schönheit, wenn wir unserem eigenen Wesen treu sind.

die kraft der gedanken

Mal etwas ganz Grundsätzliches: Jeder Mensch ist gleich wichtig und dazu bestimmt, sein Leben glücklich und mit Freude zu leben! Schlechte Gedanken über uns selbst wie z.B. »Wie sehe ich nur wieder aus?«, »Die anderen sehen toll aus, nur ich nicht!«, »Ich bin es doch gar nicht wert, toll auszusehen.« oder Ähnliches kommen aus alten überholten Glaubensmustern. Diese negativen Glaubensmuster über uns selbst sind überflüssig. Sie machen uns traurig, lassen uns unschön aussehen und nähren nur unsere negativen Gedanken. Irgendwie wollen wir so immer wieder bestätigen, dass wir es gar nicht verdient haben, glücklich, schön und erfolgreich zu sein.
Sie haben die Wahl, auf welche Ihrer inneren Gedanken Sie hören. Jedes Mal, wenn Sie merken, dass Ihre innere Stimme einen negativen Gedanken über Sie formuliert, formen Sie ihn in einen positiven Satz um:

» Ich sehe heute Morgen aber müde aus! «

» Da werde ich gleich die Tricks für frischeres Aussehen von Serena anwenden. «

» Mein Spaghettihaar ist einfach fürchterlich, nichts geht mehr. «

» Ich schaue gleich in Serenas Buch nach, was man Schönes mit feinem Haar anstellen kann. «

» Mann, sehe ich dick aus ... «

» Sicher gibt es einen guten Grund, warum sich mein Körper ein Schutzpolster zugelegt hat. Auch wenn ich den Grund noch nicht kenne, gehe ich nett mit mir um und beschimpfe mich nicht vor dem Spiegel. «

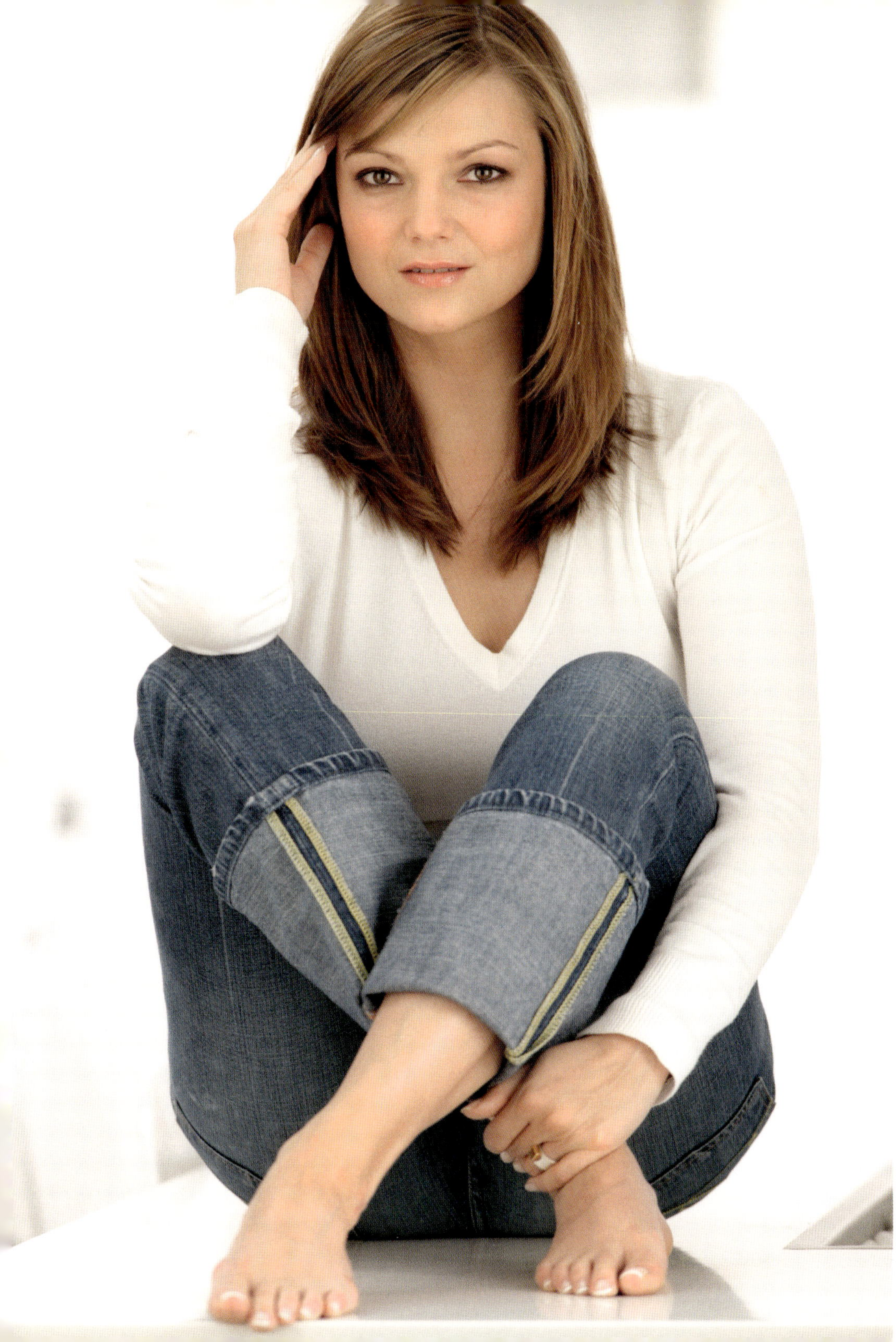

Auch wenn es sich verrückt anhört: Sie können sich wirklich schön, schlank, erfolgreich, glücklich etc. denken. Alles, was Sie sich wünschen können, müssen Sie als Erstes in Gedanken durchspielen. Malen Sie sich Ihre Wünsche besonders schön aus und geben Sie besonders viele positive Emotionen hinein. Und erlauben Sie sich, das Gewünschte auch wirklich zu erhalten! In Punkto Schönheit halten Sie schon Ihren Schlüssel zum Glück in den Händen.
Ganz vorsichtig müssen Sie mit negativen Formulierungen sein:

» Ich will nicht mehr mit hängenden Schultern durchs Leben gehen «, » Ich möchte nicht mehr dick sein «

Das Unterbewusstsein führt Ihre Wünsche aus und erinnert mit Ihren Gedanken immer wieder an Ihre Vorhaben, hat aber keine Verwendung für das Wörtchen NICHT. Formulieren Sie Ihre Wünsche positiv:

» Ich freue mich an meinem Körper und höre, was er jetzt möchte. «
» Ich melde mich jetzt bei einer Kosmetikerin an, damit ich meine Pickel in den Griff bekomme. «

Solche Sätze motivieren und geben Kraft. Und darüber hinaus lassen sie Sie schön aussehen und schenken Ihnen eine tolle Ausstrahlung.

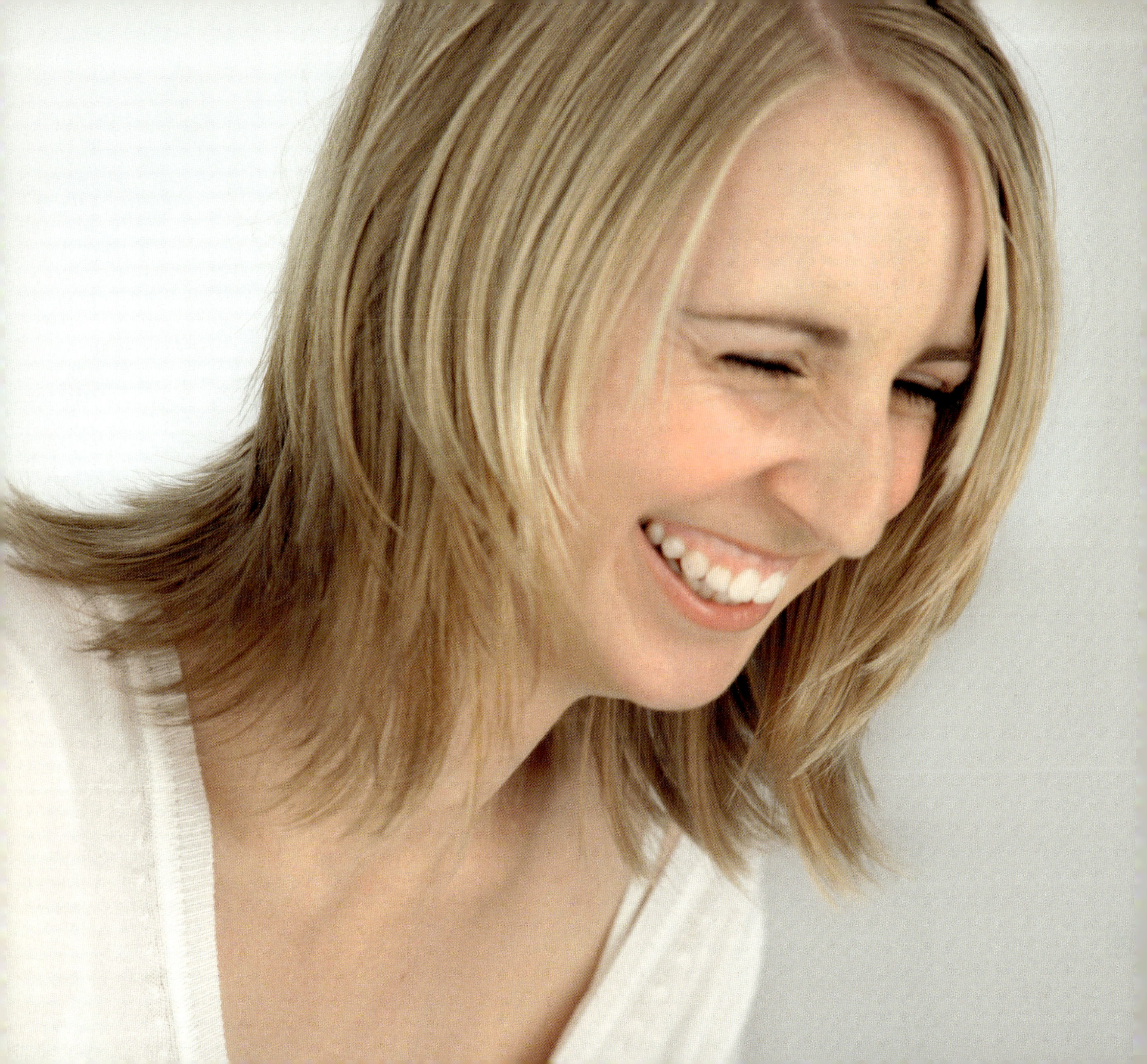

bewertungen

Woher kommen solche negativen Bewertungen über uns selbst? Die Ursache liegt lange zurück, nämlich in unserer Kindheit. Durch unsere Familie und unser soziales Umfeld erfuhren wir, was gut ist und was nicht. So entstanden unsere ersten Bewertungen. Das, was unsere Eltern, Lehrer, Mitschüler und Bekannte über uns gesagt haben, bildete unser Glaubenssystem. Und das hinterließ oft tiefe Spuren. Denn meist sind es leider die »negativen« Bewertungen, die uns ein Leben lang im Gedächtnis bleiben.
Diese Glaubenssätze irritieren und hemmen uns unbewusst oft mehr, als uns bewusst ist. So mögen wir in vielen Bereichen erfolgreich sein und unsere Frau/unseren Mann stehen. Und doch gibt es Situationen, in denen wir uns plötzlich als nicht genügend, hässlich, klein oder etwa unfähig empfinden. Oft merken wir gar nicht, wie stark solche Bewertungen und Glaubenssätze uns in unserer Freiheit und Freude einschränken:

»Ein gutes Mädchen tut so etwas nicht.«
»Das gehört sich als Frau nicht.«
»Mit deinen Waden kannst du doch keinen Rock tragen.«
»Nur schlanke, gut aussehende, unbebrillte Frauen bekommen einen Mann ab.«
»Männer sind …«
»Frauen müssen …«
Diese Liste ist unendlich verlängerbar …

lebe dein eigenes leben

Solche Glaubensmuster nehmen wir – ohne böse Absicht von unserer Umwelt – auf und haben sie oftmals schon übernommen. Als Kind erleben wir unsere Welt erst einmal durch unsere Umwelt, bis wir unsere eigene Wahrheit finden. Manchmal haben wir uns sogar bis ins Erwachsenenleben hinein nicht von den Glaubensmustern unserer früheren Umwelt gelöst und leben die Wahrheit anderer.
Prüfen Sie genau: Entsprechen die Sätze, die Sie immer gehört haben, auch Ihrer eigenen Wahrheit? Oder haben Sie sie übernommen und noch nicht aussortiert? Ist das Ihre eigene Wahrnehmung von sich oder leben Sie nach den Vorstellungen und Werten anderer?
Können Sie sich noch an einige Sätze aus Ihrer Kindheit erinnern? Schreiben Sie sie doch einfach einmal auf. Dann werden Sie sehen, wie wir uns in unserem Leben oftmals unterbewusst zurückhalten, obwohl diese Sätze für uns schon längst nicht mehr relevant sind oder stimmen.
Der Satz, den ich als Kind oft gehört habe, war: »Nimm die Brille ab, sonst bekommst du keinen Mann ab.« Als Kind dachte ich außerdem, ich sei dick, weil andere Kinder dünner waren und mich wegen meines Andersseins gehänselt haben.

Es wird immer jemanden geben, der schöner, schlanker, hübscher oder reicher ist als wir.

Freiheit erleben wir erst, wenn wir ohne Bewertungen sind.

Sich mit anderen zu vergleichen, tut nur weh und führt zu Falten und hängenden Mundwinkeln.

Wessen Leben willst du leben?? Das, das die anderen von dir erwarten oder das deine?

Wir sollten so leben, wie wir wollen; uns so mögen, wie wir sind; tun, was uns Spaß macht; uns ausleben – bis wir uns wohl fühlen und nicht mehr den Erwartungen und Bewertungen der anderen entsprechen wollen. Die Befreiung von diesen »fremden« Gedanken ist der erste Schritt zu einem glücklicheren Leben, schöner Ausstrahlung und tollem Aussehen.

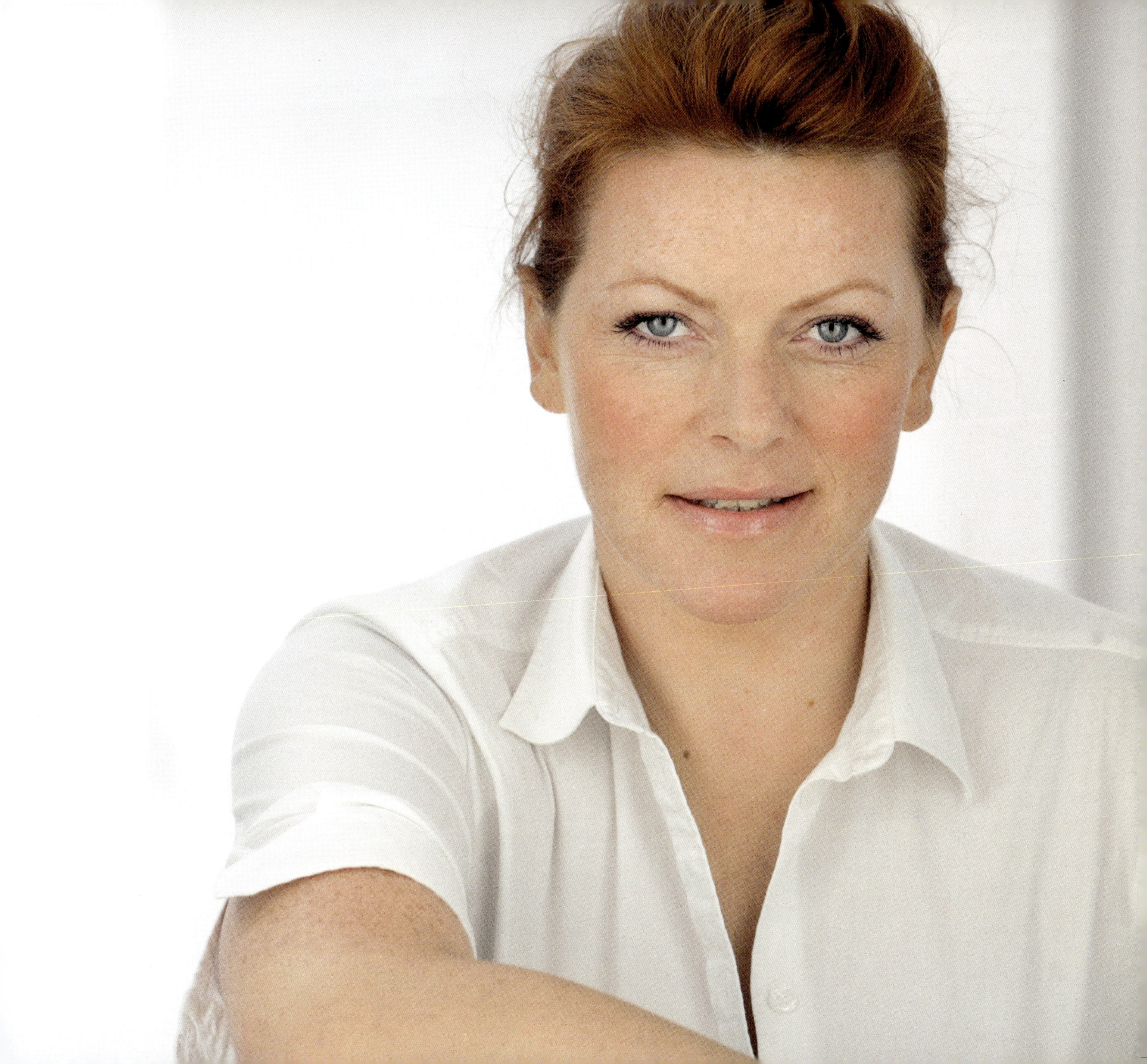

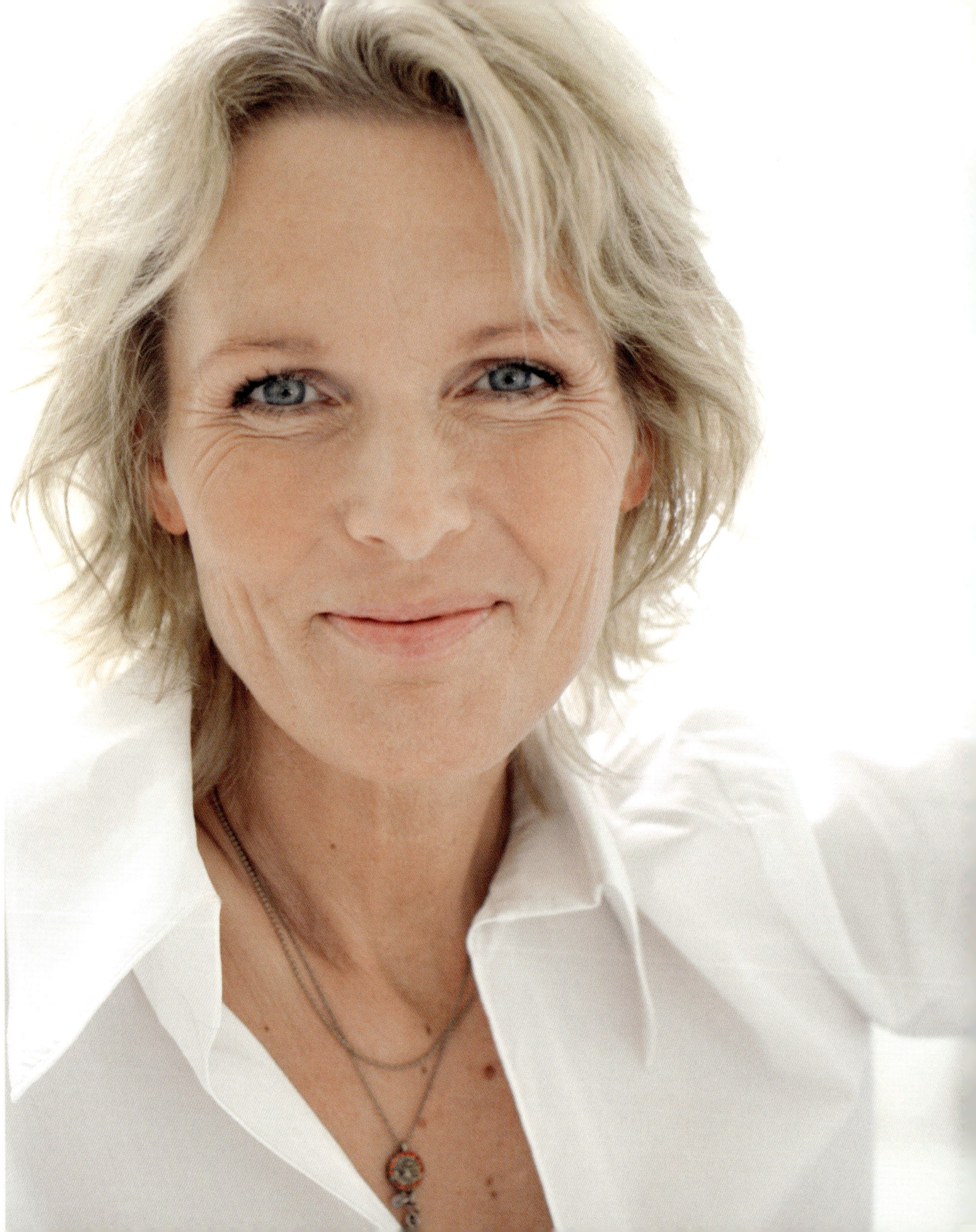

die entscheidung

Stellen Sie sich vor, Sie stünden an einer Kreuzung und wüssten nicht, welcher Weg der richtige ist. Sie können sich nicht entscheiden, beginnen zu zögern, es geht nicht voran, Sie fühlen sich irgendwie blockiert. Ihre Energie gerät ins Stocken und Sie sind nicht mehr im Fluss des Lebens – es geht einfach nicht weiter. Nur eine Entscheidung bringt Sie nun wieder in den Fluss des Lebens zurück, über die Kreuzung hinaus.

Manchmal trauen wir uns nicht, uns zu entscheiden, aus Angst, Fehler zu begehen. Doch eine bewusste Entscheidung zu fällen ist ein kraftvolles Ritual. Es lenkt alle unbewussten Energien wieder auf unser eigentliches Ziel. In diesem Falle ist die Entscheidung klar und bereitet Sie auf einen kraftvolleren, energiereichen Weg vor.

Ich entscheide mich für mich, dafür, dass es mir gut geht!!

Nicht um anderen zu gefallen, sondern um mir zu gefallen, um glücklich zu sein, um mich an mir selbst zu erfreuen, um mich zu lieben, um meine Bestimmung im Leben zu erfüllen.

Lassen Sie Ihr Licht strahlen, erfreuen Sie sich an sich selbst!

Lieben Sie sich und leben Sie das Leben, das Ihnen gefällt, sonst leben Sie vielleicht das Leben der anderen …

ihre beste freundin ...

Ihre beste Freundin sind Sie selbst! Das hat nichts mit Egoismus zu tun. Sorgen Sie für sich und Ihre Bedürfnisse, als wären Sie ein Kind, für das Sie die Verantwortung übernommen haben. Pflegen, schützen und lieben Sie dieses Kind. Sie haben die volle Verantwortung für Ihr Wohlergehen und Ihr Leben.

Keiner weiß besser als Sie selbst, was Ihnen jetzt gut tun würde: Genießen Sie ein heißes Bad, setzen Sie sich fünf Minuten in die Sonne, verwöhnen Sie sich mit schöner Musik ... Sie wissen schon, was ich meine.

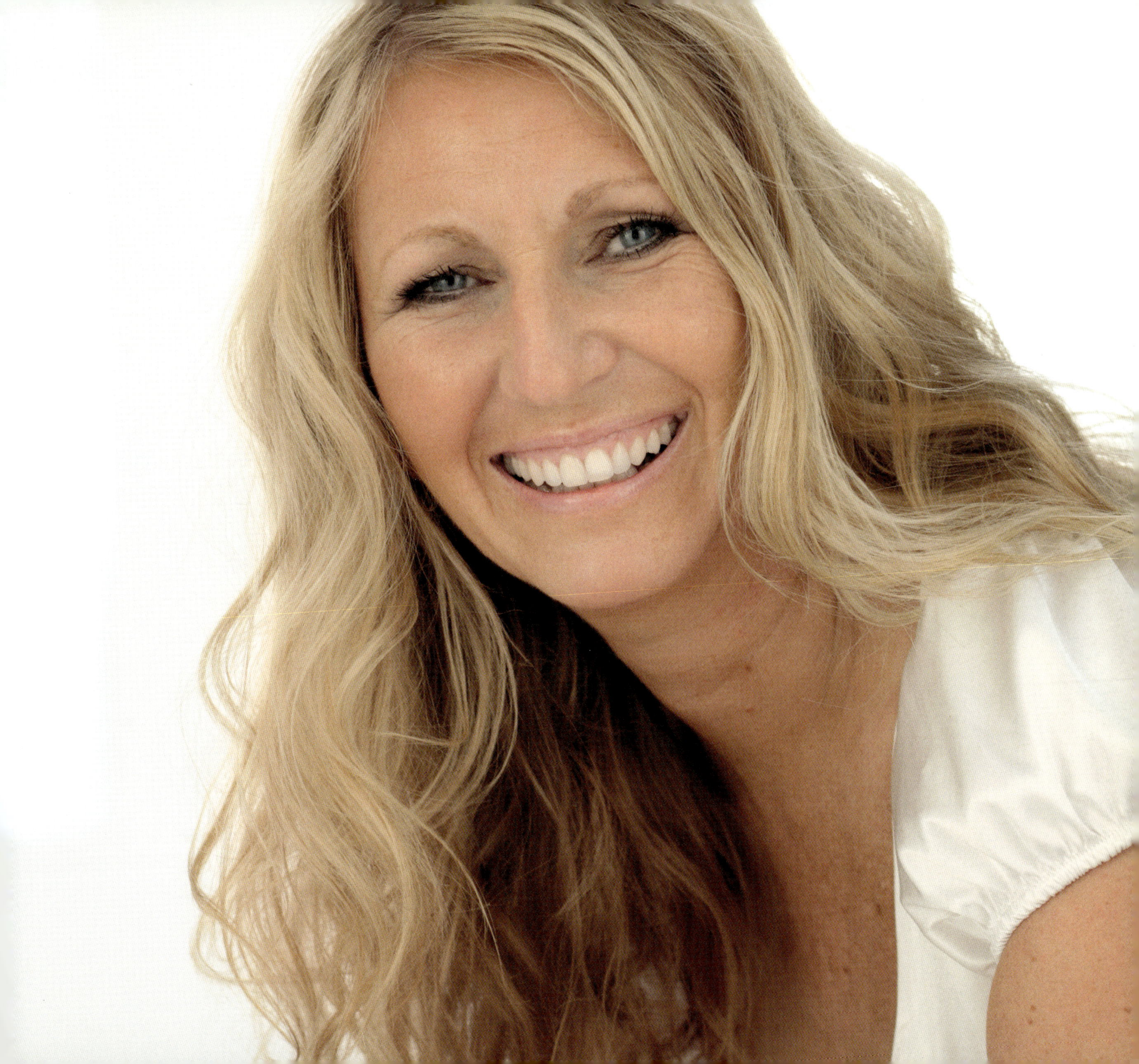

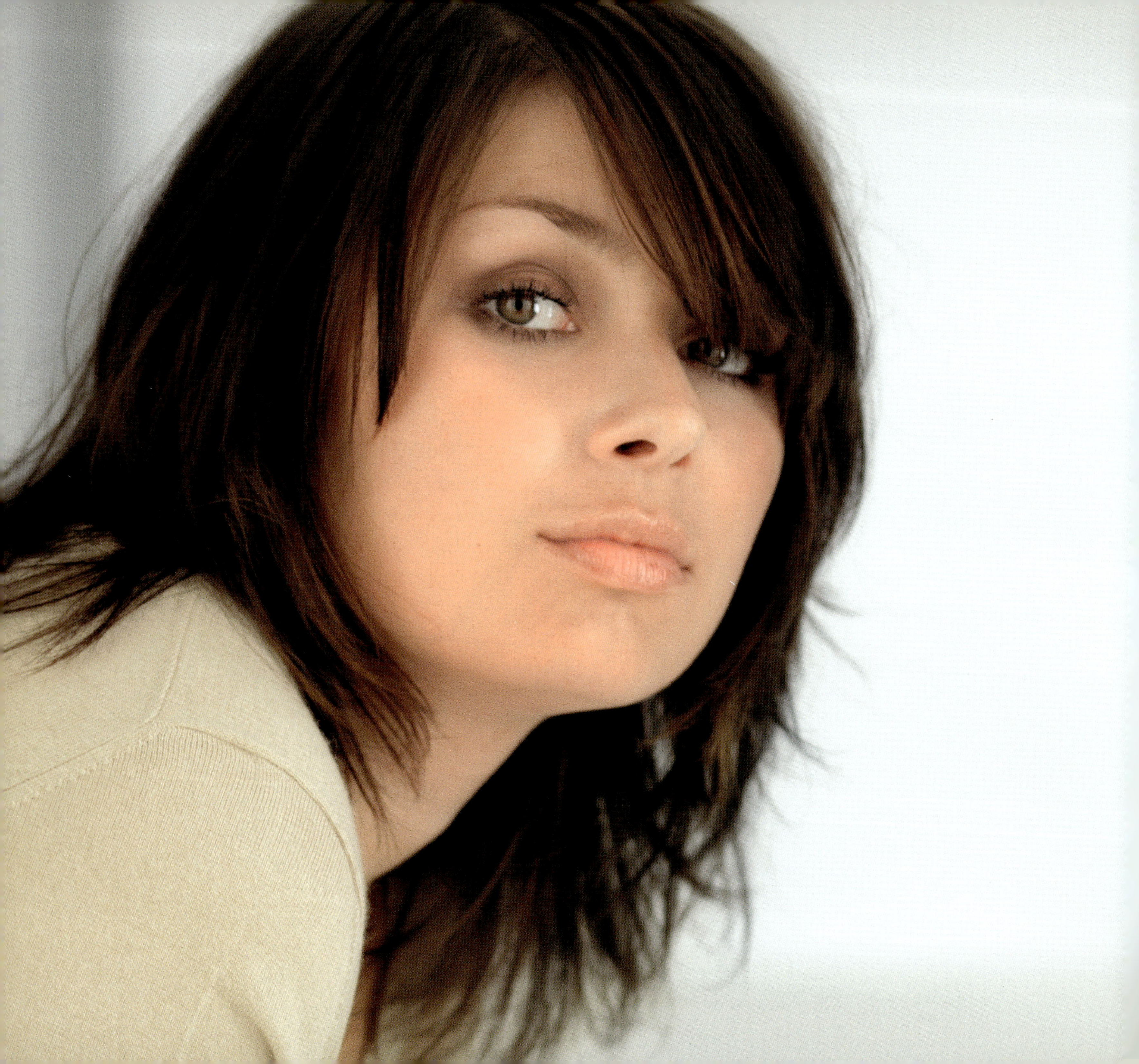

ich wünsche mir ...

Wenn man wenig Zeit und viele Verpflichtungen hat, kann es manchmal recht schwer sein, herauszufinden, was einen wirklich glücklich machen würde. Wenn man die Spiegeltechnik anwendet, erhält man schnell Klarheit über seine eigentlichen Wünsche und Bedürfnisse. Man fragt sich dazu: Was wünsche ich mir in einer Beziehung? Also – auch in der Beziehung mit mir selbst?

Wünsche an Partner und Freunde geben viel Aufschluss darüber, was wir uns eigentlich von uns selbst wünschen und wie wir uns selbst glücklicher machen können. Der Wunsch nach außen, an unsere Umwelt, spiegelt unseren inneren Wunsch an uns selbst. Haben Sie schon einmal gehört, dass man nur wirklich geben kann, wenn man weiß, wie man sich selbst glücklich machen kann?

Geben Sie sich selbst, was Sie sich von anderen wünschen. Das befreit Sie von Erwartungen, die vielleicht nicht erfüllt werden. Es gibt Ihnen Ihre Verantwortung für Ihr Leben wieder in die Hand und macht Sie froh und glücklich, da Ihre Bedürfnisse und Wünsche ja nun erfüllt werden und Sie nicht mehr auf ihre Erfüllung warten müssen.

was wünschen sie sich von ihrem partner, ihren freunden?

Ich wünsche mir z.B. mehr ZÄRTLICHKEIT. Sie könnten mal wieder zärtlich mit sich sein. Gönnen Sie sich Massagen, Pflege, Cremes.

Ich könnte mehr unternehmen. Hören Sie in sich hinein: »Was macht mir Spaß? Kino? Singen? Eine Fahrradtour in der Natur?«

Er/sie sollte mir mehr zuhören.
Fragen Sie sich: »Was geht in meinem Innern vor, wie fühle ich mich? Was bringt mir Freude? Was will ich wirklich?« Hören Sie sich selbst zu. Lauschen Sie nach innen.

Ich brauche Unterstützung.
Stellen Sie diese Überlegungen an: »Wie würde ich in dieser Situation Freunde oder mein Kind unterstützen? Würde ich sie trösten oder motivieren?« Nehmen Sie sich selbst »in den Arm«, legen Sie schöne Musik auf – verwöhnen Sie sich selbst. Sagen Sie sich: »Komm, du schaffst das schon, weil ich an dich glaube und für dich da bin. Und jetzt geh los und stelle dich der unangenehmen Situation.«

Geben Sie sich selbst Mut, Trost, schöne Momente – werden Sie kreativ!

Niemand kann Ihnen näher sein als Sie sich selbst.
Seien sie selbst Ihr liebster Freund.

Das macht mehr Sinn, als zu warten, dass die anderen Sie glücklich machen – und Sie darüber womöglich alt und grau werden. Nehmen Sie die Verantwortung selbst in die Hand und machen Sie erstmal sich selbst glücklich. Dann können Sie aus einer reichen inneren Fülle heraus schöpfen und den Mitmenschen Ihr Glück weitergeben.

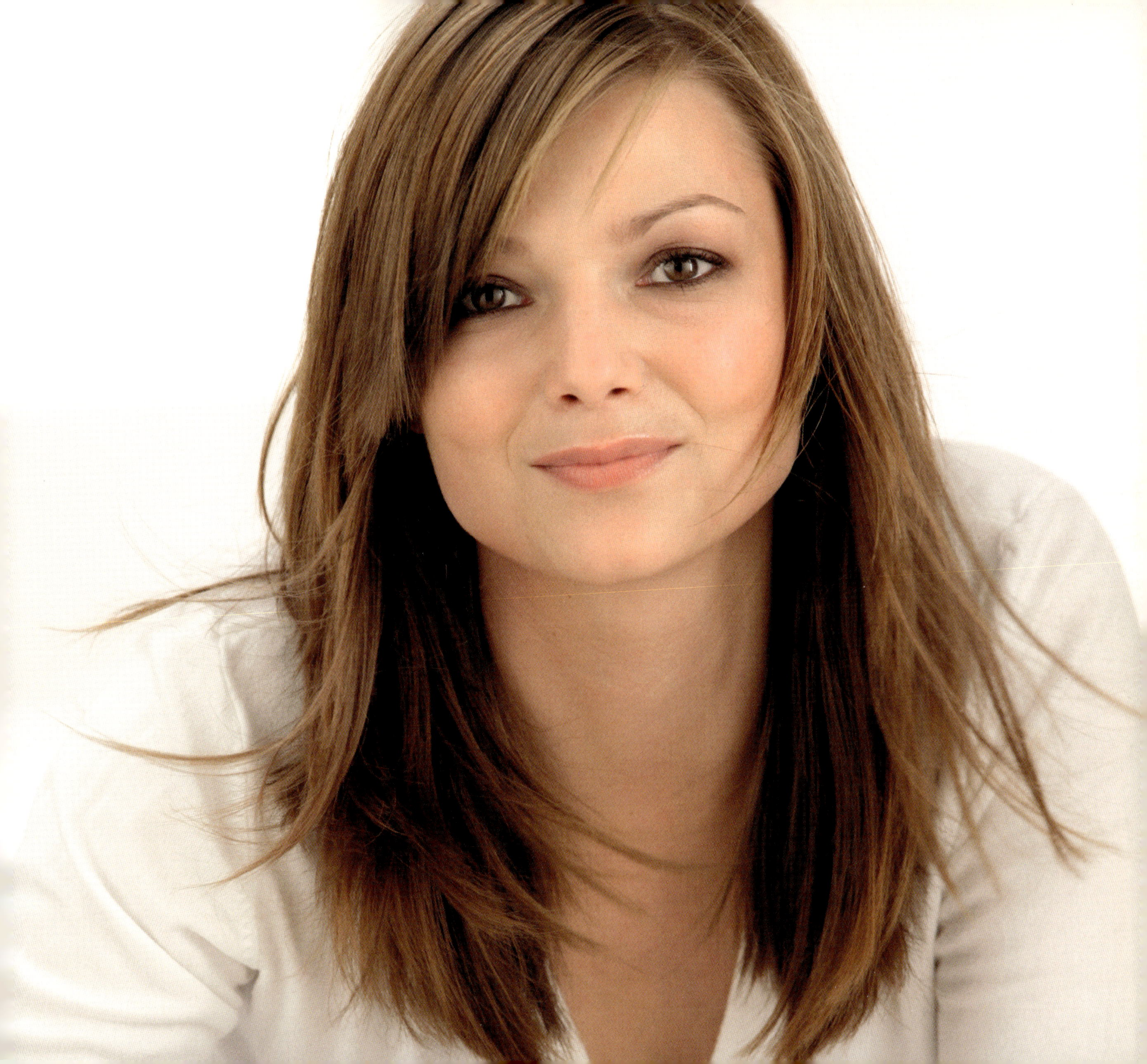

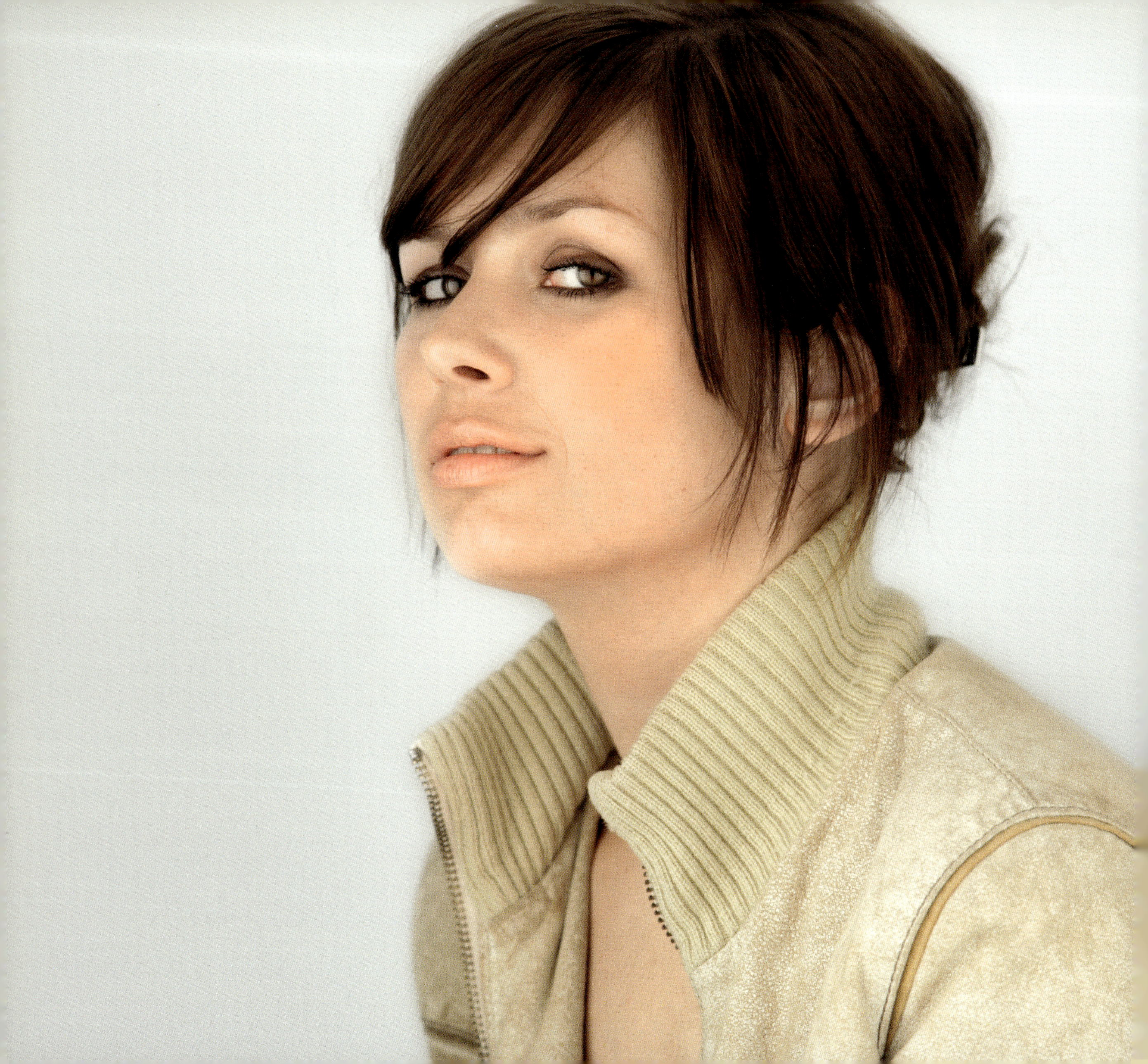

sich selbst toll finden

Machen Sie einmal eine Bestandsaufnahme:

Was mag ich an mir, meinem Körper und meinem Aussehen?
Was möchte ich an mir verändern?
Was kann ich überhaupt verändern?

Man kann vieles an seinem Äußeren verändern, besser gesagt optimieren, verschönern, ins rechte Licht rücken. Aber unsere Größe, Statur und ob wir ein Mann oder eine Frau sind, können wir nicht verändern. Diese Gegebenheiten können wir nur als unwiderruflich hinnehmen. Wir können uns aber akzeptieren und lieben lernen, so wie wir sind.
Ich habe schon viele Menschen gesehen, die mit ihrem Äußeren hadern. Und manchmal stellt man erst nach langen Jahren des Kampfes mit dem Äußeren fest, dass die wilden Locken, die hoch gewachsene Statur, die runden Hüften oder das feine Haar doch ganz gut zu unserer Persönlichkeit passen. Also, warum vereinen wir nicht unser Äußeres mit dem Inneren und geben den Kampf endlich auf? Betonen Sie die schönsten Seiten an sich. Es gibt sicher viel Schönes an Ihnen ...

annahme und mitgefühl

Jetzt höre ich Sie schon sagen: »Ja, aber mit dem Bauch, mit den Beinen, mit den Haaren …« Gerade wir Frauen kommen ja aus dem Aufzählen unserer (wie wir meinen) nicht so schön geratenen Körperteile gar nicht mehr heraus. Ich habe einmal gelesen, dass jede zweite Frau mit ihrem Äußeren nicht zufrieden ist. Aber wenn ich mal so durch meinen weiblichen Freundeskreis blicke, dann sehe ich, dass fast jede Frau irgendetwas »total fürchterlich« an sich findet.
Stellen Sie sich vor, Ihr Kind steht vor Ihnen: Lieben Sie es nicht genau so, wie es vor Ihnen steht? Oder Ihren Liebsten, ist er nicht der Tollste für Sie, trotz seines schwindenden Haaransatzes und seines neuen kleinen »Rettungsrings«? Wir lieben unsere Lieben, auch wenn sie nach Schweiß oder Knoblauch riechen, mit Käsefüßen nach Hause kommen – und wenn sie Fehler machen. Denn wir betrachten sie mit liebenden Augen.

Betrachten Sie sich doch auch einmal mit liebenden Augen!

*Wenn du ein Champion
werden willst,
musst du auch an dich glauben,
selbst wenn es niemand
anderes tut.*

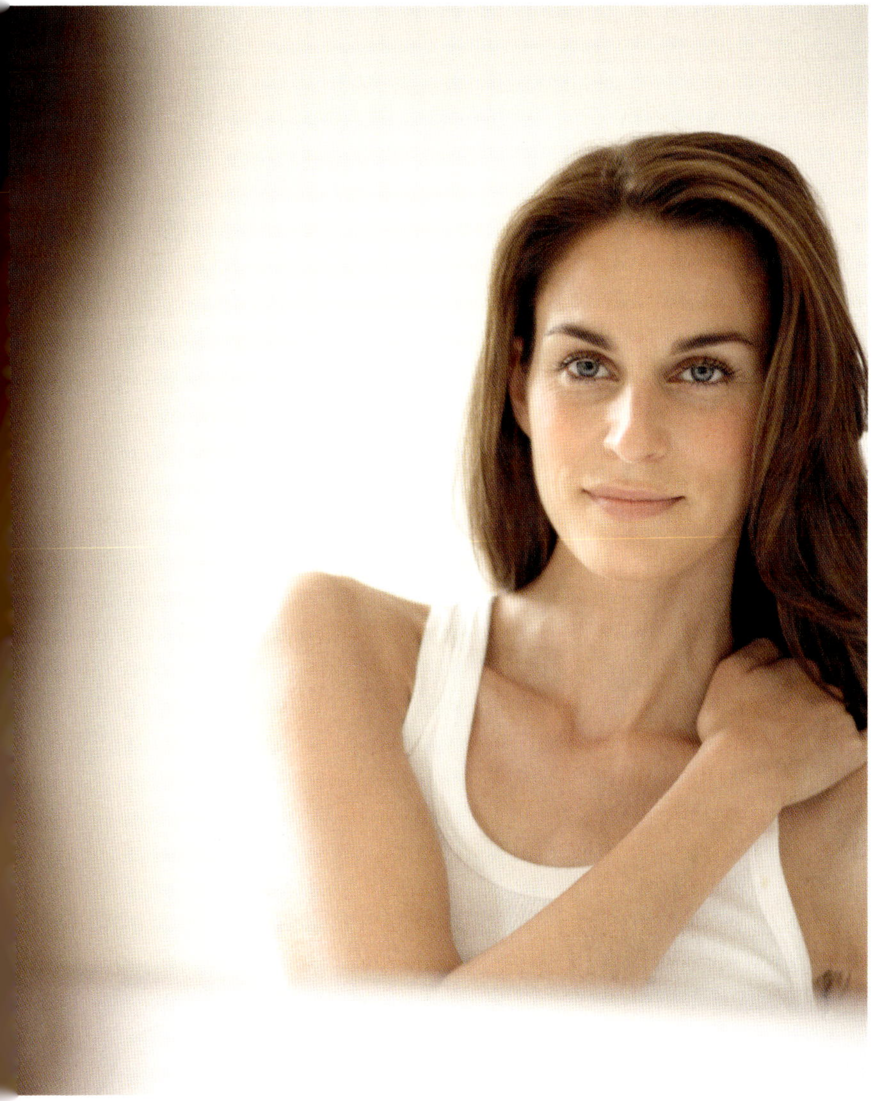

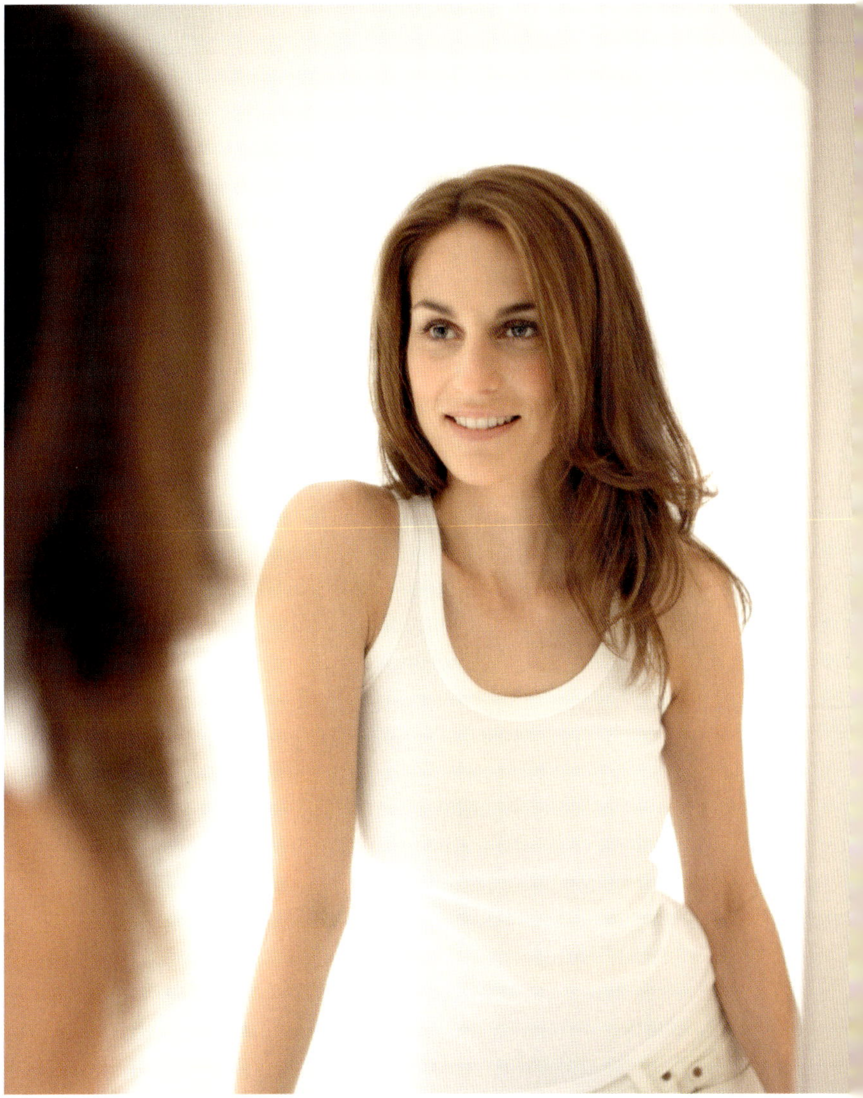

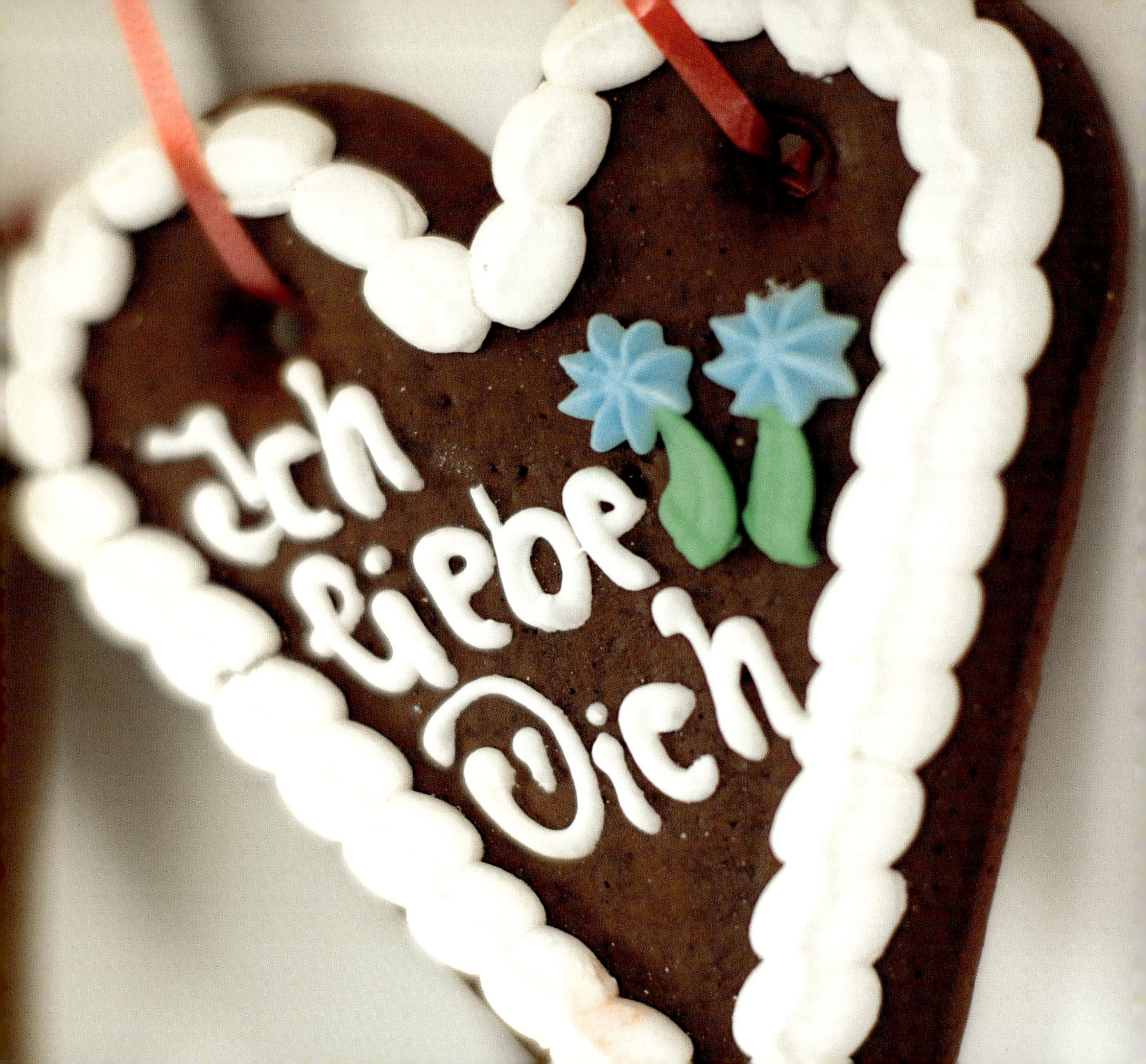
Ich liebe Dich

man sieht nur mit dem herzen gut

Alles, was wir mit LIEBE betrachten, empfinden wir als schön. Dinge, die wir nicht als schön empfinden, erhalten keine Liebe von uns. Ist es nicht so? Wir können uns also dazu entscheiden, auch uns selbst mit liebenden Augen zu betrachten und den Fokus von dem, was uns nicht gefällt, auf die schönen Dinge an uns zu verlegen.

Dadurch kreieren wir uns eine schöne Welt. Wir werden uns wohler, gelöster, glücklicher und schöner fühlen – und natürlich auch tatsächlich besser aussehen. Unser inneres Licht kann endlich nach außen strahlen, weil es nicht mehr von negativen Glaubenssätzen zurückgedrängt wird. Wir nähren uns so täglich mit guter, liebevoller Energie, anstatt uns vorm Spiegel selbst zu beschimpfen: »Wie sehe ich heute nur wieder aus – Das geht ja gar nicht …!« Kennen Sie den wissenschaftlichen Versuch, bei dem einige Blumen mit liebevoller Energie und lieblicher Musik verwöhnt wurden und andere Blumen angeschrieen, mies behandelt und mit harter Musik beschallt wurden? Was meinen Sie, welche Blumen schneller eingegangen sind? Verlieben Sie sich zur Abwechslung doch mal in sich selbst und genießen Sie das beflügelnde Gefühl. Geht nicht alles leichter, wenn man verliebt ist?

*Sehe die Schönheit in allem,
dann wird die Qualität der
Schönheit in dich übergehen.*

Yogananda

ja – zwei buchstaben mit so viel power

Gehen Sie morgens ins Bad, um sich »fertig« zu machen? Dann nehmen Sie sich selbst durch eine Brille der Selbstanklage und Verachtung wahr. Warum? Sind das noch Überbleibsel von irgendwelchen »nett gemeinten« Ratschlägen von der Familie und Freunden, die sich als hartnäckige Glaubenssätze entpuppen, wie zum Beispiel:
»Mit meinem Hintern darf ich nur Schwarz tragen, das macht schlank.«
»Mir stehen einfach keine Röcke, mit solchen Fesseln!«
»Meine Nase ist so groß und überdeckt mein ganzes Gesicht, da lohnt auch kein Make-up mehr.«

Wie auch immer, Sie haben jetzt die Chance, alles Alte hinter sich zu lassen und sich noch einmal neu kennenzulernen und wahrzunehmen, sich mit liebenden Augen zu betrachten …

*Ich nehme mich so an,
wie ich jetzt bin:
meinen Körper,
meine Emotionen,
meine Gewohnheiten,
meine Misserfolge.*

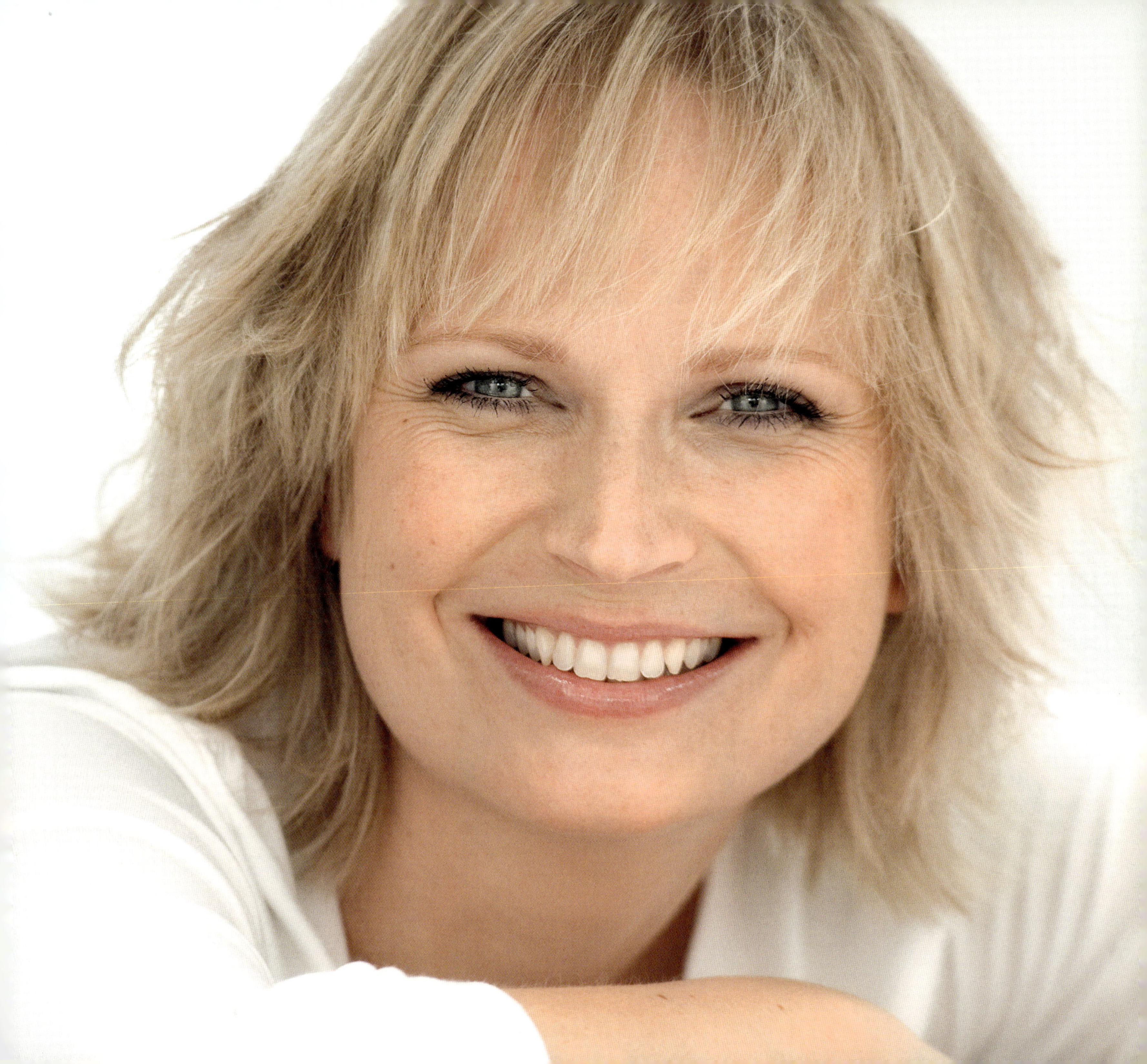

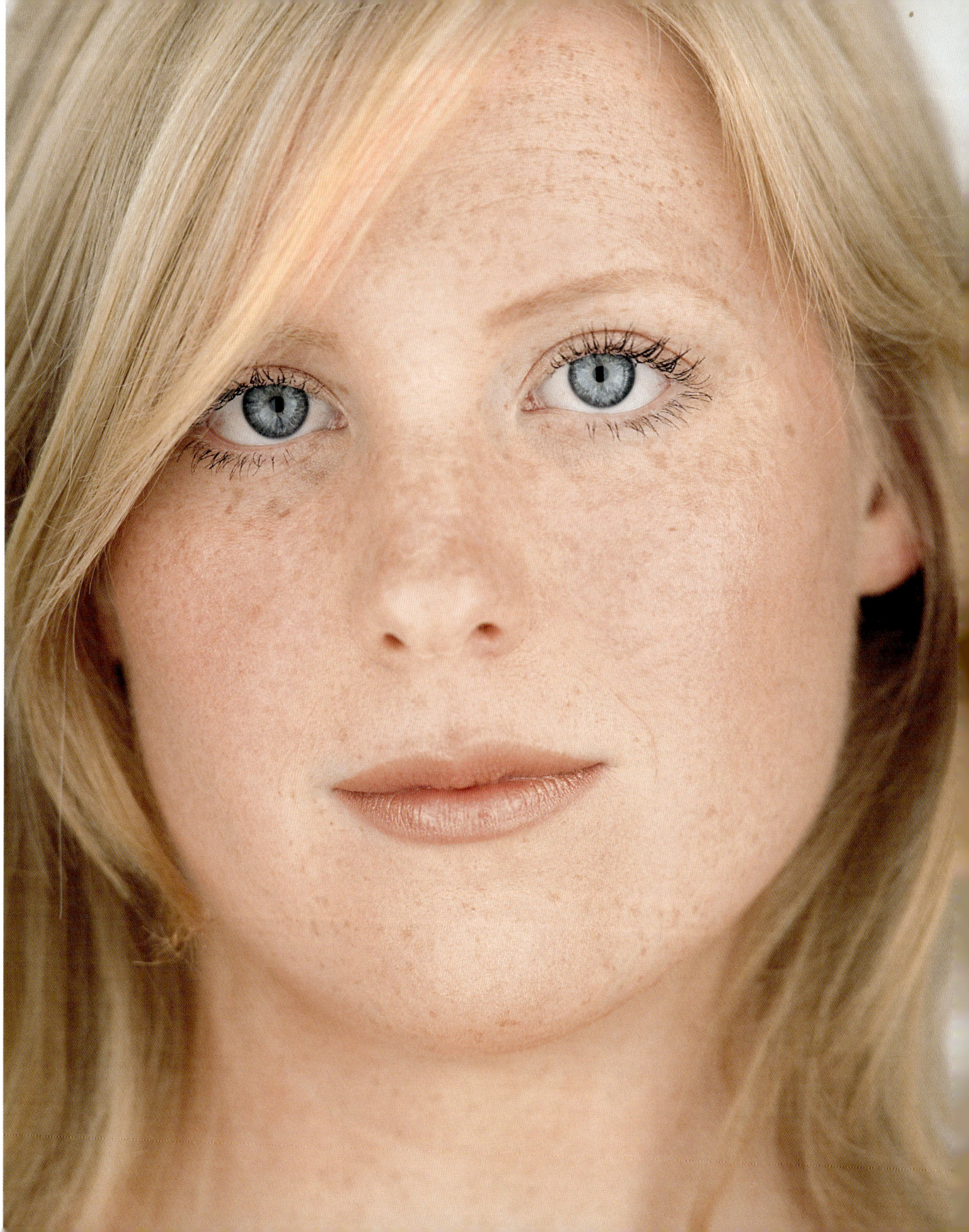

wertschätzung

Damit stellt sich eine vorbehaltlose Liebe zu sich selbst ein. Mit dieser WERTSCHÄTZUNG bringen wir uns und unserem Körper ein uneingeschränktes JA entgegen. JA zu uns und unserem Körper zu sagen, bringt Heilung in alte Glaubensmuster und Programme. JA ist ein Wort mit hoher positiver Schwingung, es öffnet, beseitigt Blockaden und befreit.

Ich sage JA zu mir,
JA zum Leben,
JA zu meinem Körper,
so wie er ist.

Wohingegen ein NEIN das genaue Gegenteil bewirkt. Ein NEIN schmerzt und trennt uns von uns selbst. Können Sie sich noch erinnern, wie schmerzlich wir als Kind ein NEIN empfunden haben? Für ein tolles Aussehen und eine charismatische Ausstrahlung müssen wir JA zu unserem Gesamtkunstwerk sagen!

Also, noch mal: Was gibt es Gutes, Schönes, Liebenswertes an Ihnen? Wozu können Sie JA, das bin ich, so bin ich, sagen? Bitte schreiben Sie es einmal auf, nur für den Fall, dass sie es nächste Woche wieder vergessen haben.
Ihnen fällt nichts ein? Fragen Sie Ihre Freunde, denen fällt bestimmt etwas Positives zu Ihnen ein. Sonst wären es ja nicht Ihre Freunde!
Später werde ich Sie mit allen Tipps und Tricks für Haut und Haar versorgen, um das Bestmögliche aus Ihrem Äußeren herauszuholen.

sich selbst wertschätzen

Wenn Sie selbst erstmal so gar kein gutes Haar an sich finden können, dann fragen Sie doch einfach eine Freundin oder einen lieben Freund, was wohl ihrer Meinung nach das schönste äußere Merkmal an Ihnen ist.

Und wenn Sie jetzt schon
zum dritten Mal hören:
» Du hast schöne Augen. «
» Du hast eine schöne klare Haut. «
» Du hast tolle, volle Haare. «
» Du hast lange Beine. «
» Du hast einen tollen Gang. «
» Du hast eine schöne, warme Stimme. «

… dann können Sie Ihren Freunden ruhig vertrauen und ihnen glauben, dass sie es gut mit Ihnen meinen. Nehmen Sie das Kompliment ruhig an. Ich weiß, es ist schwer »Danke, das freut mich« zu sagen, wenn man eigentlich von sich selbst denkt, man hätte die größte Nase – und man sich seit Jahren deswegen hässlich findet, und einem die eigenen schönen vollen Lippen, strahlenden Augen, schönen Hände und die klare Haut gar nicht mehr auffallen.
Sie werden sich besser fühlen und die Spirale der negativen Gedanken über sich selbst sofort umdrehen können, wenn Sie Ihr Augenmerk auf die schönen Dinge an Ihnen lenken. Und wirklich, mir ist noch kein »hässlicher« Mensch begegnet, aus dem man nicht etwas Schönes, Strahlendes hervorbringen konnte. Also, notieren Sie einmal ganz für sich: Was gibt es Schönes an mir?

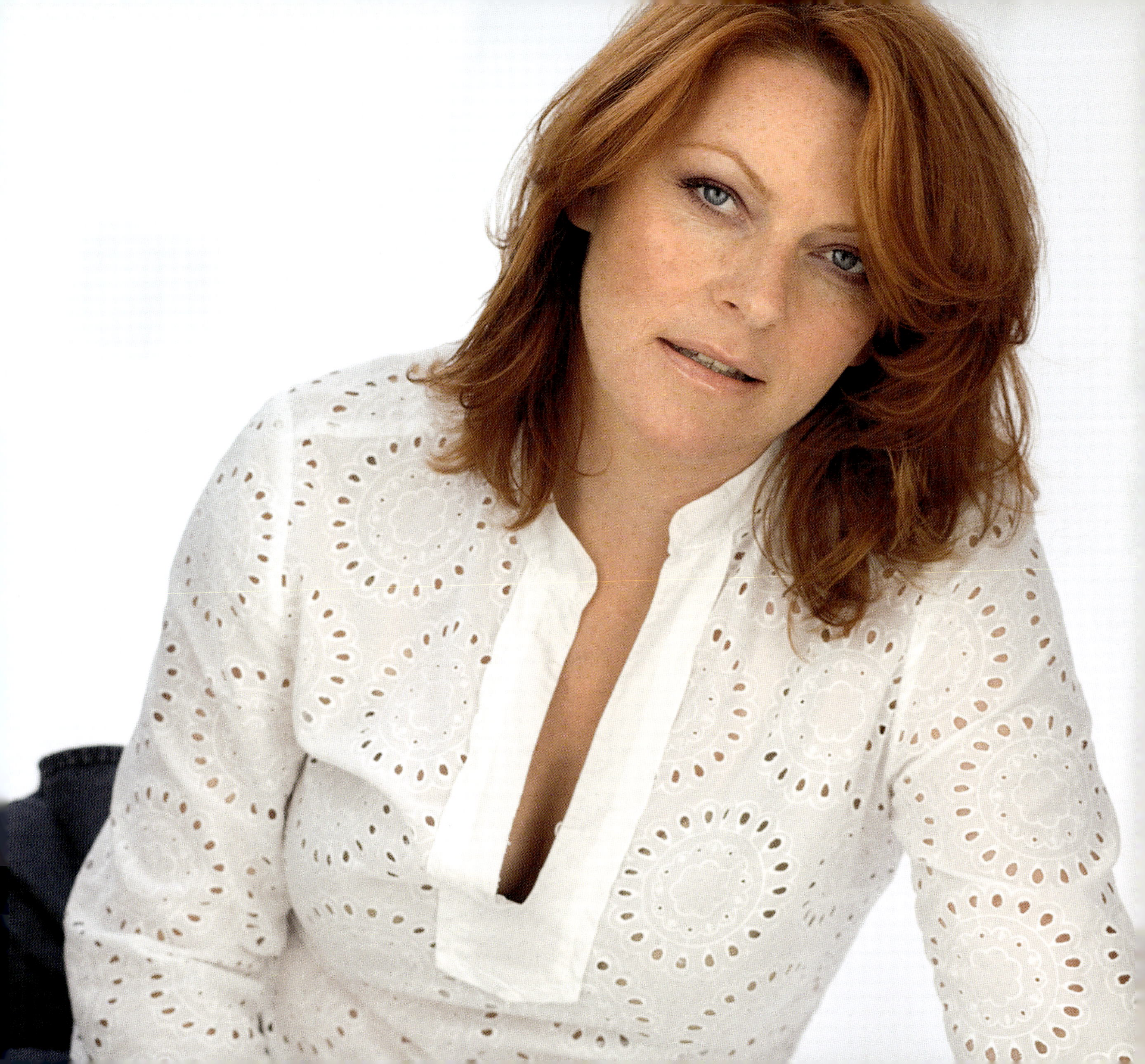

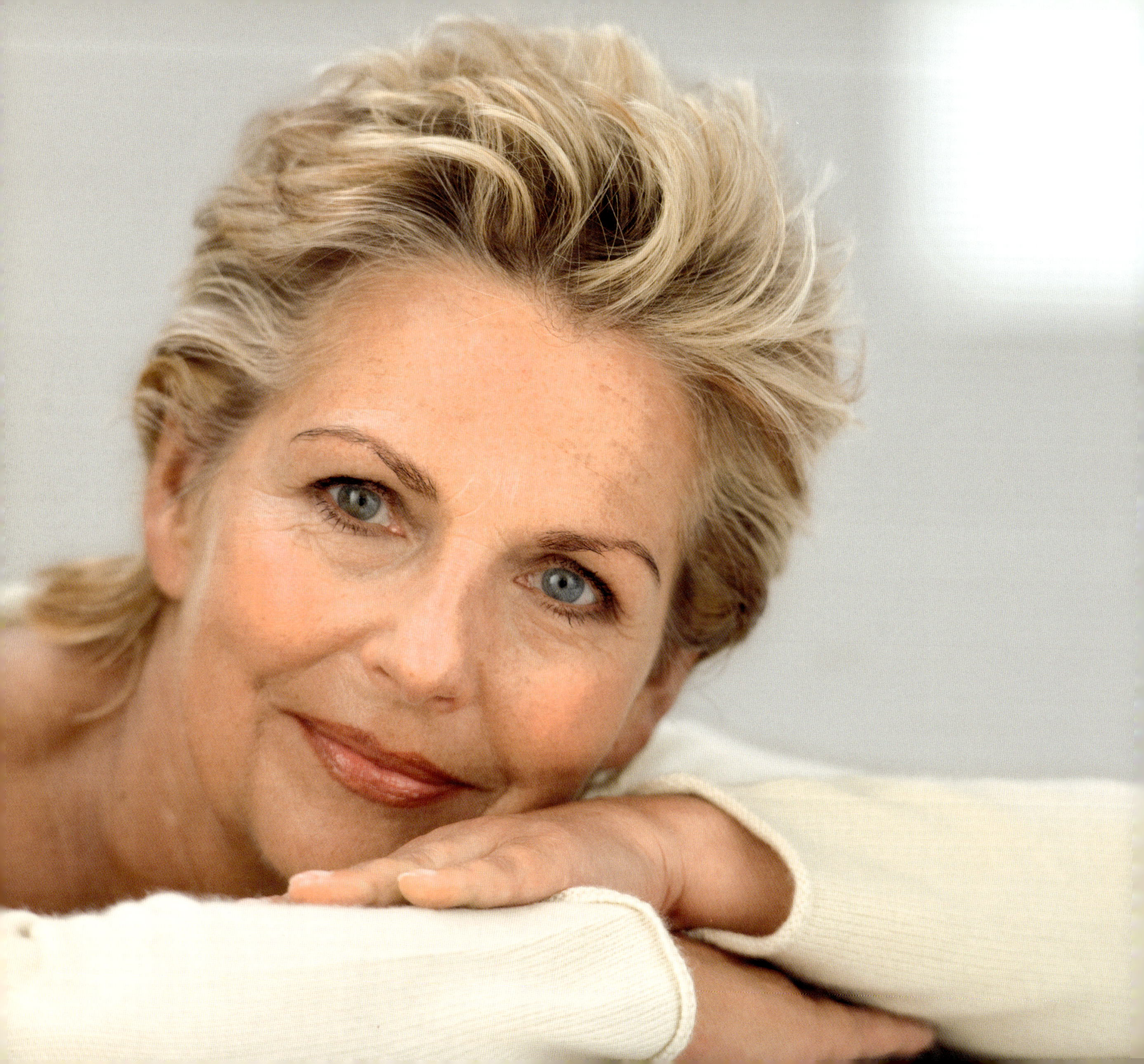

dankbarkeit

Ich sehe das so: Gott schenkte mir mein Leben, meine Eltern mir meinen Körper. Und wie gehe ich mit diesen Geschenken um? Ich finde, DANKBARKEIT ist eine große Tugend. Erst, wenn man krank ist, weiß man Gesundheit so richtig zu schätzen. Menschen nach schweren Schicksalsschlägen, Menschen mit Behinderungen oder hungernde Kinder in Afrika würden wohl den Kopf schütteln, wenn Sie erführen, worüber wir uns so Gedanken machen.

Du darfst dankbar und stolz darauf sein, wer du bist und wie du aussiehst.

Keine Angst, ich werde Ihnen nachher die nötigen Tricks und Tipps geben, um Ihren neu entdeckten Schatz zum Strahlen zu bringen. Stellen Sie sich jetzt einmal ganz bewusst vor den Spiegel und sagen:

DANKE, dass ich so schöne …
Haare, Haut, Augenbrauen etc. habe.

Verbeugen Sie sich vor sich selbst. Denken Sie daran, Ihren Körper wie einen TEMPEL und nicht wie einen Verbrecher zu behandeln! Fragen Sie sich: »Wie würdest du dein Kind behandeln? Wie würdest du es pflegen? Wie verantwortlich fühlst du dich?«

ein brief an mich selbst

Eine schöne Möglichkeit, sich und seinen Körper einmal wertzuschätzen, ist, einen Brief an sich selbst wie an einen lieben Freund mit ganz viel Liebe zu schreiben:

Lieber Körper,

ich danke Dir für deine
Zuverlässigkeit,
deine Pünktlichkeit,
dafür, dass alle meine
Organe ohne mein
Zutun perfekt funktionieren.
Dass Du mich am Leben
erhältst, auch wenn ich
mich mal nicht um Dich
kümmere.

Dass ich singen, lachen,
tanzen und Spaß haben
kann, wenn ich es
mir erlaube.
Dass Du meinem Geist und
meiner Seele ein Haus bietest.
Ich danke Dir, dass Du
immer für mich da bist,
deine Arme mich halten
und deine Haut
mich streichelt.
Vielen Dank, dass Du
mir dieses Leben erst
möglich machst.

Ich liebe und achte Dich
Deine ...

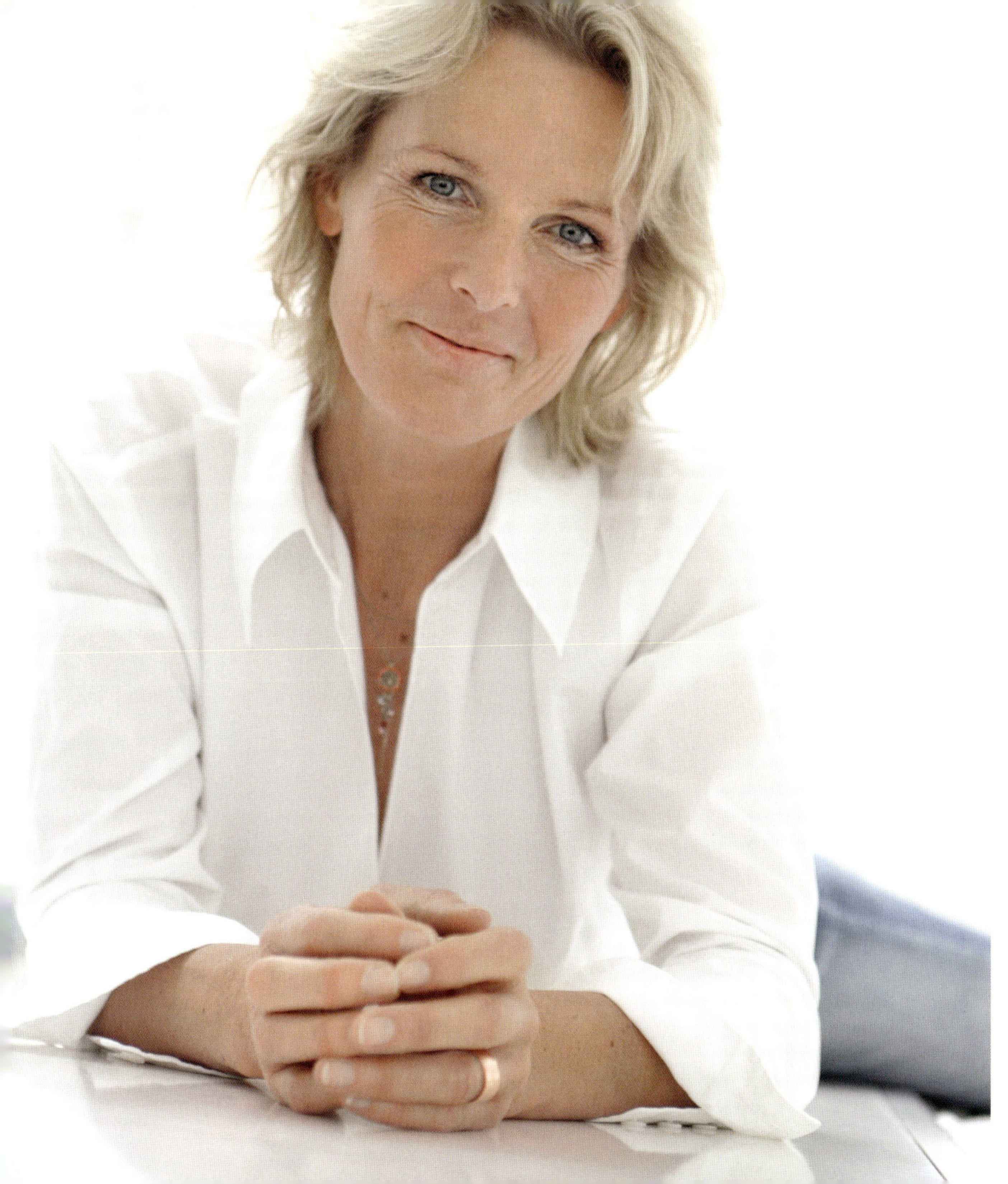

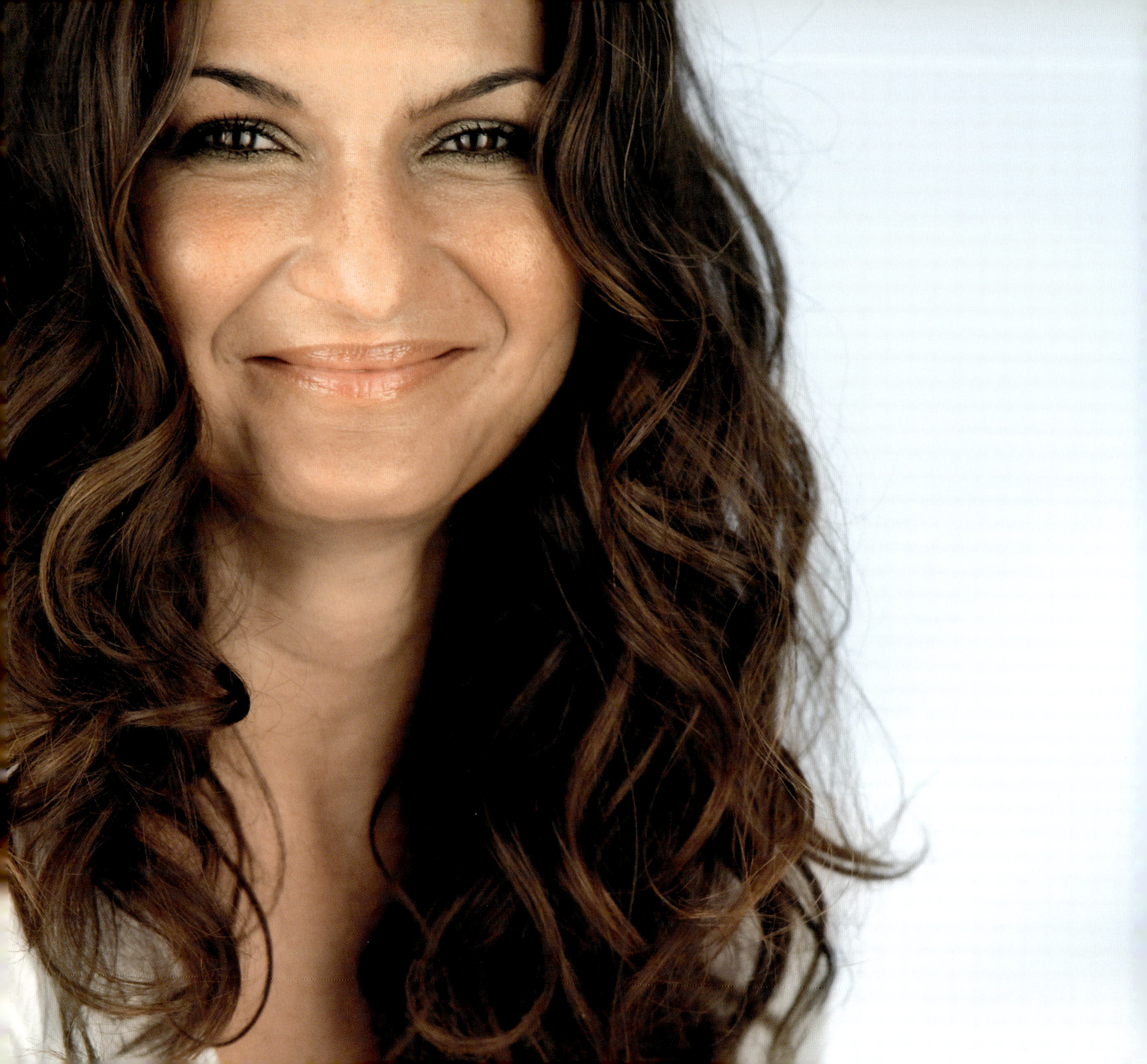

freude an sich finden

Überlegen Sie einmal in aller Ruhe, wie viel Freude Ihr Körper Ihnen im Leben schon gebracht hat.

Wir können
- die Sonne und Wärme auf unserer Haut spüren.
- den Wind in unseren Haaren fühlen.
- riechen. Ist der Duft von frisch gemähtem Gras nicht fantastisch?
- und dürfen Schönheit sehen.
- tiefe Emotionen – LIEBE, ZUNEIGUNG, FREUDE – fühlen.
- Berührungen erfahren und die Energie anderer Menschen spüren.
- uns fortbewegen, tanzen, springen, unserer Freude Ausdruck verleihen.
- und dürfen neues Leben erschaffen.

Unser Körper ist ein WUNDERWERK.
Wir dürfen ihn ruhig bewundern und für seine guten Taten wertschätzen.

höre und spüre

Hören und spüren Sie in sich hinein. Was macht Ihnen Spaß? Was steigert Ihre Freude? Tanzen, Boxen, Radfahren, Inlineskaten, Trampolinspringen, Yoga, Stretching, Laufen? Überall gibt es Bewegung. Mal wieder mit den Kindern Fußball spielen, den Hund im Galopp um den Block jagen? Ganz hervorragend ist auch ein Trampolin (es trainiert alle Muskeln und das bringt mit guter Musik richtig Spaß). Probieren Sie etwas Neues, Verrücktes aus. Ich kenne Frauen, die mit 60 Jahren boxen oder sich allein beim Salsa-Kurs angemeldet haben. Hauptsache, es macht Spaß! Oder haben Sie Lust sich anders auszutoben? Seien Sie kreativ!

TANZE, als ob keiner zusieht,
SINGE, als ob keiner zuhört,
LIEBE, als ob du noch niemals
verletzt wurdest,
LEBE, als ob der Himmel auf Erden ist.

Souza

Jeder singt sein eigenes Lied (sein Leben).
Wenn du es nicht singst,
ist es an deinem Platz still.

chuck spezzano

Indem du dein Leben lebst,
entsteht Freude.
Menschen werden dabei inspiriert.

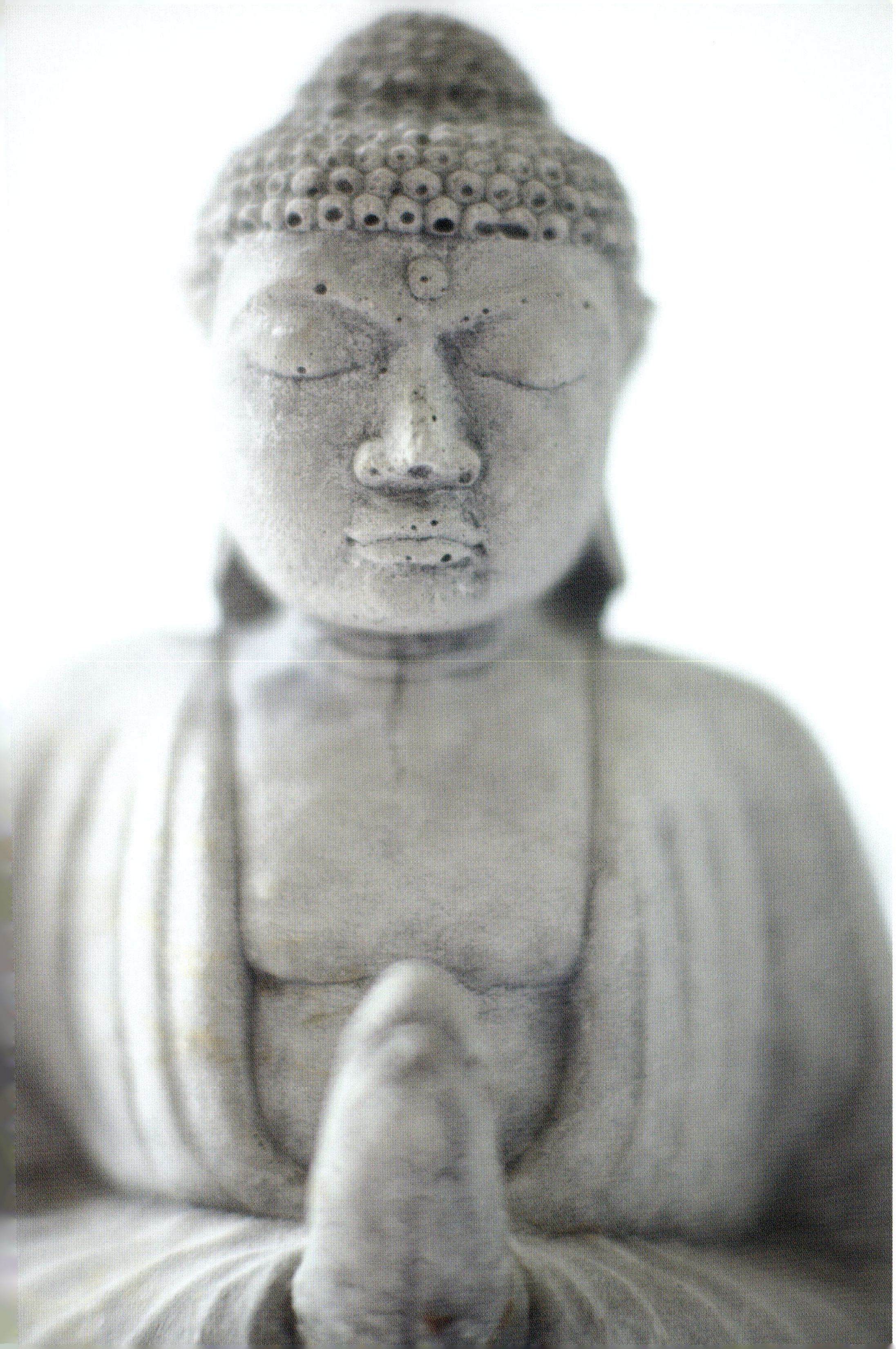

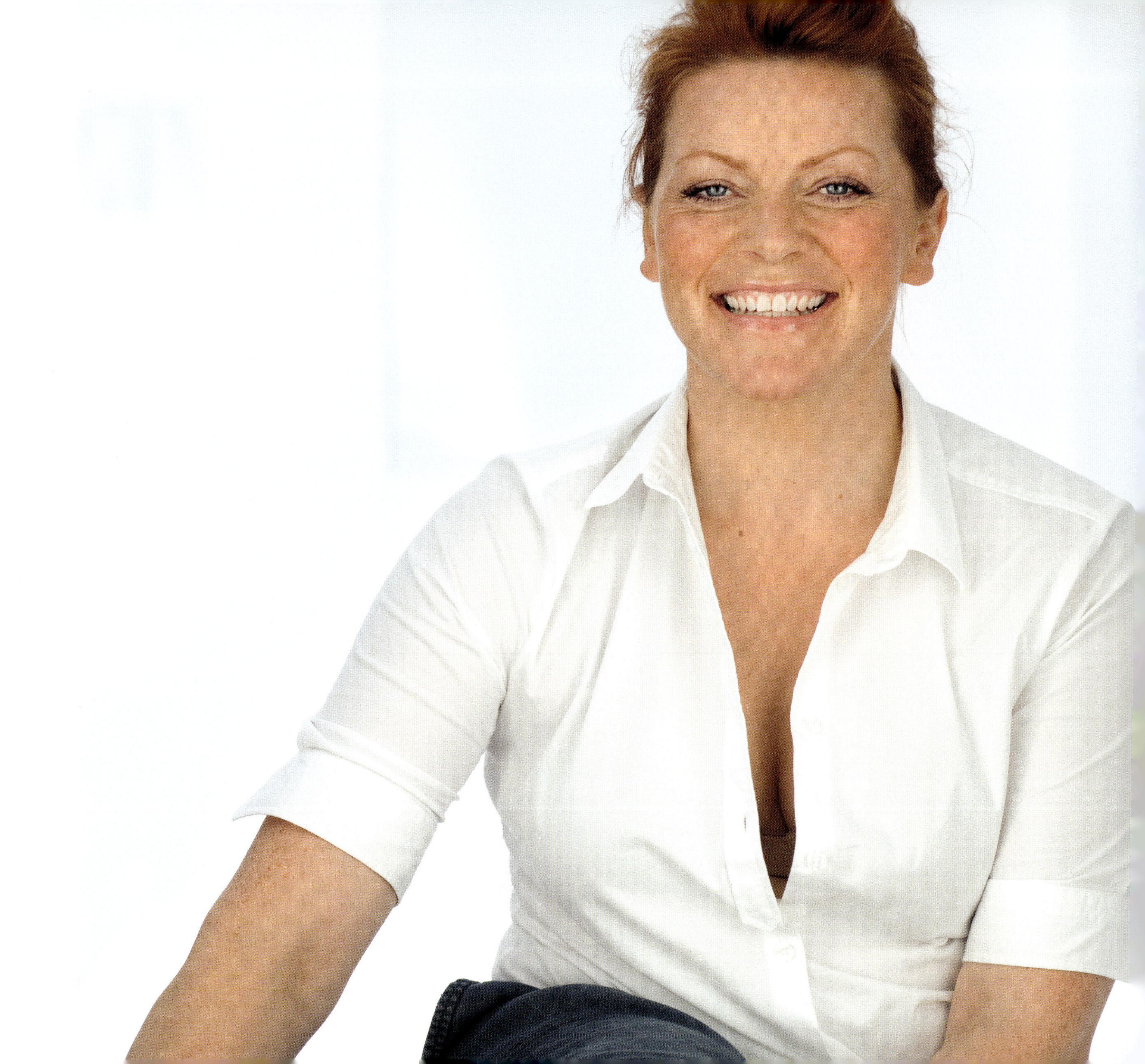

liebe das leben, das du lebst
lebe das leben, das du liebst

Denken Sie daran: Positive Emotionen wie LIEBE, FREUDE, SPASS lassen uns gut aussehen. Sie versorgen unsere Organe mit der nötigen Lebensenergie und machen uns glücklich.
Sich mit anderen zu vergleichen, sich zu viele Sorgen zu machen, Schuld auf sich zu nehmen, macht uns traurig und faltig. Unsere Gesichtszüge hängen, die Haut wird fahl und unsere Augen werden trübe – es schwächt unsere Ausstrahlung.
Wenn Sie bis jetzt noch nicht die Entscheidung für sich und Ihr Wohlbefinden in Ihrem Leben gefällt haben, dann wird es jetzt allerhöchste Zeit.

Nur du kannst dein Leben leben, wie du es willst!

Es wird Zeit, sich nach allen Regeln der Kunst zu verwöhnen, Körper und Seele zu pflegen, sich selbst und seine Bedürfnisse wieder wahrzunehmen, sich selbst wertzuschätzen, sich selbst lieben und akzeptieren zu lernen und mit sich selbst und seinem Äußeren FRIEDEN zu schließen.

leichte ernährung & bewegung

Erinnern Sie sich noch an den wissenschaftlichen Versuch, bei dem Blumen unter klassischer Musik und liebevoller Pflege erst recht erblühten? Genauso geht es uns mit unserem Körper auch. Alles ist Energie und besteht aus Energie. Sie dürfen entscheiden, welche Art von Energie Sie sich zuführen.
In einer Meditation hörte ich in meinem Inneren den Satz:

» Gebe deinem Körper mit jedem Bissen Liebe, lasse nur gute Energie in deinen Körper, dann wird dein Körper erblühen. «

Das war eine Revolution für mich, machte ich doch seit 20 Jahren ständig irgendwelche Diäten – ohne Erfolg! Ich wurde einfach immer dicker. Richtig schön fand ich mich zu der Zeit auch nicht. Diäten machen dick, weil sie uns erzählen, dass wir nicht richtig sind, so wie wir sind.

Wir nähren uns mit Zweifeln, nicht gut genug zu sein, und Selbstanklagen.
Wenn wir liebevoll mit uns umgehen und auf unseren Körper hören, brauchen wir niemanden, der uns von außen sagt, was uns zu welcher Zeit gut tut und was nicht. Wir hören auf die wirklichen Bedürfnisse unseres Körpers und unserer Seele. Wir hören und spüren, was uns jetzt gut tut, stärkt, nährt und Energie gibt.
Wir wollen unseren Körper bestmöglich ernähren. Wir betanken doch unseren Sportwagen auch nur mit dem besten Benzin, damit er schneller und spritziger läuft. Genau das erwarten wir auch von unserem Körper. Wir wünschen uns einen gesunden, kräftigen und leistungsfähigen Körper, in dem alle Organe wie in einem Uhrwerk perfekt zusammenarbeiten. Bei Kindern läuft das ja auch so. Gesunde Kinder hören auf ihre Intuition (solange es ihnen nicht aberzogen wurde) und essen, was sie wollen und wann immer sie hungrig sind. Und sie bewegen sich nach Lust und Laune. Der Körper von einem Kind weiß und zeigt genau, was er braucht.

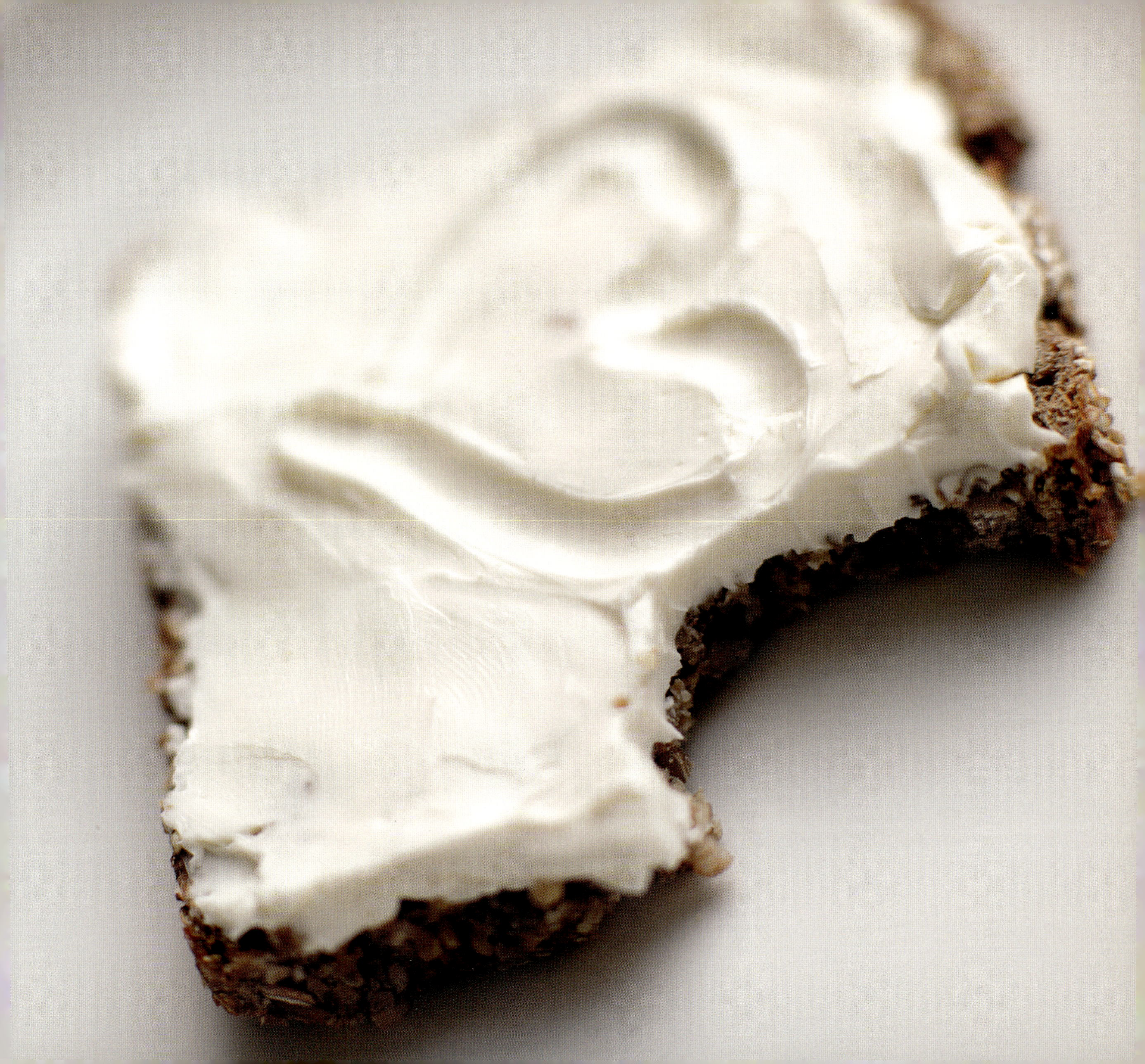

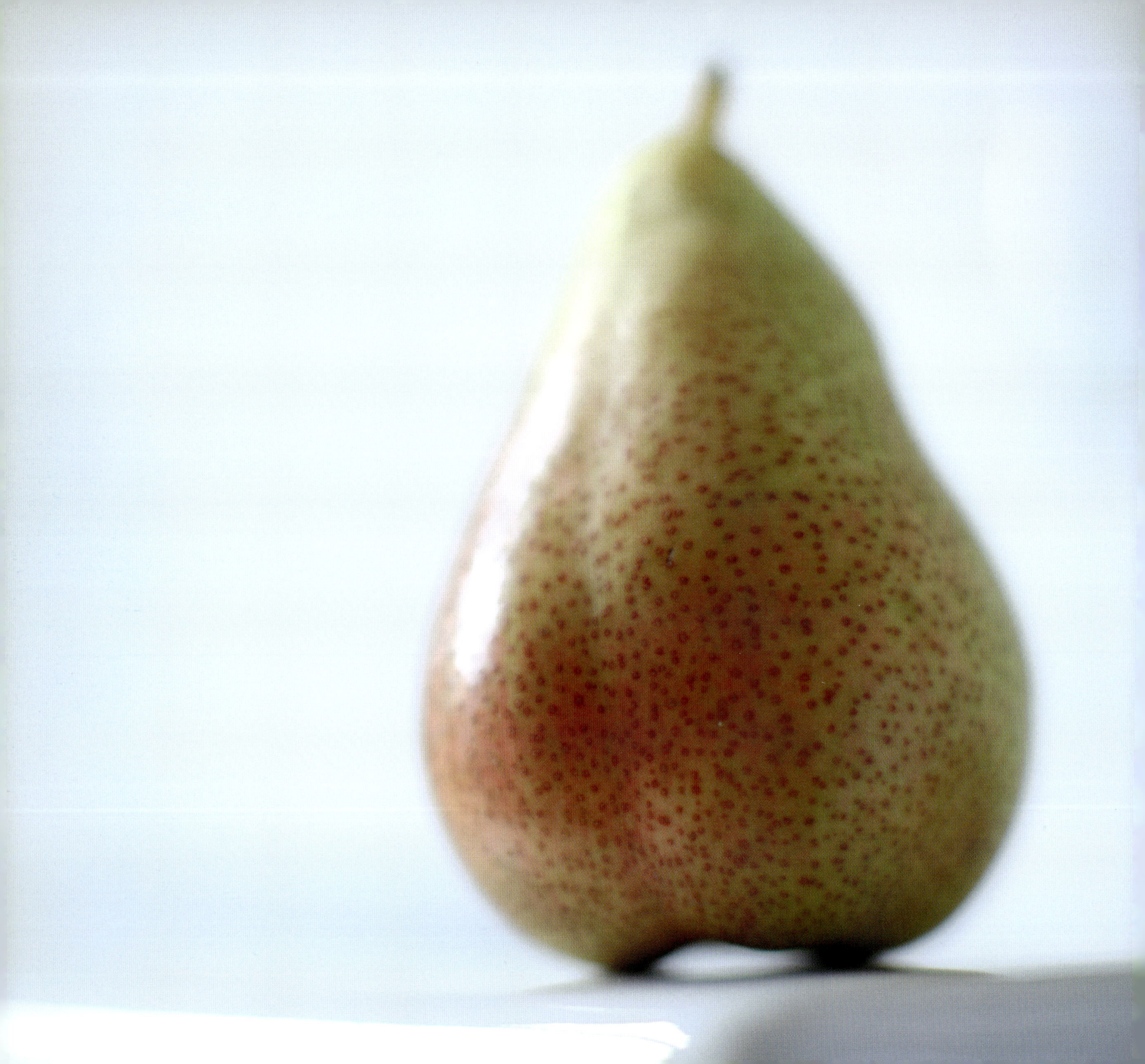

sich selbst mit liebe nähren

Gönnen Sie sich gute, Leben spendende Kost:

- viel frisches Gemüse und Obst mit wichtigen Mineralien und Vitaminen
- gesunde Vollwertkost für ein längeres Sattbleiben und eine gesunde Verdauung
- viel reinigendes, erfrischendes, stilles Wasser
- eventuell zusätzliche Vitamine, Mineralien und Nahrungsergänzungen, um komplexe Stoffwechselvorgänge im Körper am Laufen zu halten und um uns mit optimaler Energie zu versorgen.

Finden Sie heraus, was Ihnen gut tut, womit Ihr Körper am gesündesten und leistungsfähigsten ist, damit er Ihnen hilft, ein erfülltes Leben zu führen, und Sie optimal bei all Ihren Vorhaben unterstützt. Und Sie wissen ja:
Jeder Körper ist anders, jeder Motor läuft mit anderem Benzin.
Ein Sportwagen funktioniert auch nicht mit Diesel.

Geben Sie sich mit jedem Bissen Liebe,
lassen Sie nur Gesundes, Nährendes
in Ihren Körper.

Schon Hippokrates sagte:

» Lasst Eure Nahrung Medizin sein
und Eure Medizin Eure Nahrung. «

leicht sollte es sein

Dass Sport und Bewegung dem Körper gut tun, Glückshormone freisetzen, ihn gesund halten und vorzeitigem Altern vorbeugen, ist erwiesen – und ein jeder weiß es eigentlich auch. Aber wie anfangen, wenn man einfach keine Lust oder Zeit hat, sich zu bewegen? Fragen Sie sich: Welche Körperübungen kann ich leicht in mein Leben integrieren? Nur wenn es leicht, ohne Zwang und mit Spaß geht, werden wir Körperübungen beibehalten können. Zwang führt immer zu Widerstand! Und macht alles viel schwerer.

Wir werden unsere Ziele, die wir uns einmal gesetzt haben (z.B.: »Ab jetzt gehe ich jeden Morgen laufen«), nie einhalten können, wenn wir uns selbst unter Druck setzen oder uns zwingen. Dann wird der Erfolg nur von kurzer Dauer sein. Wir werden nach einer Weile wieder nur frustriert sein, weil wir es nicht geschafft haben, unser aufgezwungenes Programm durchzuhalten.

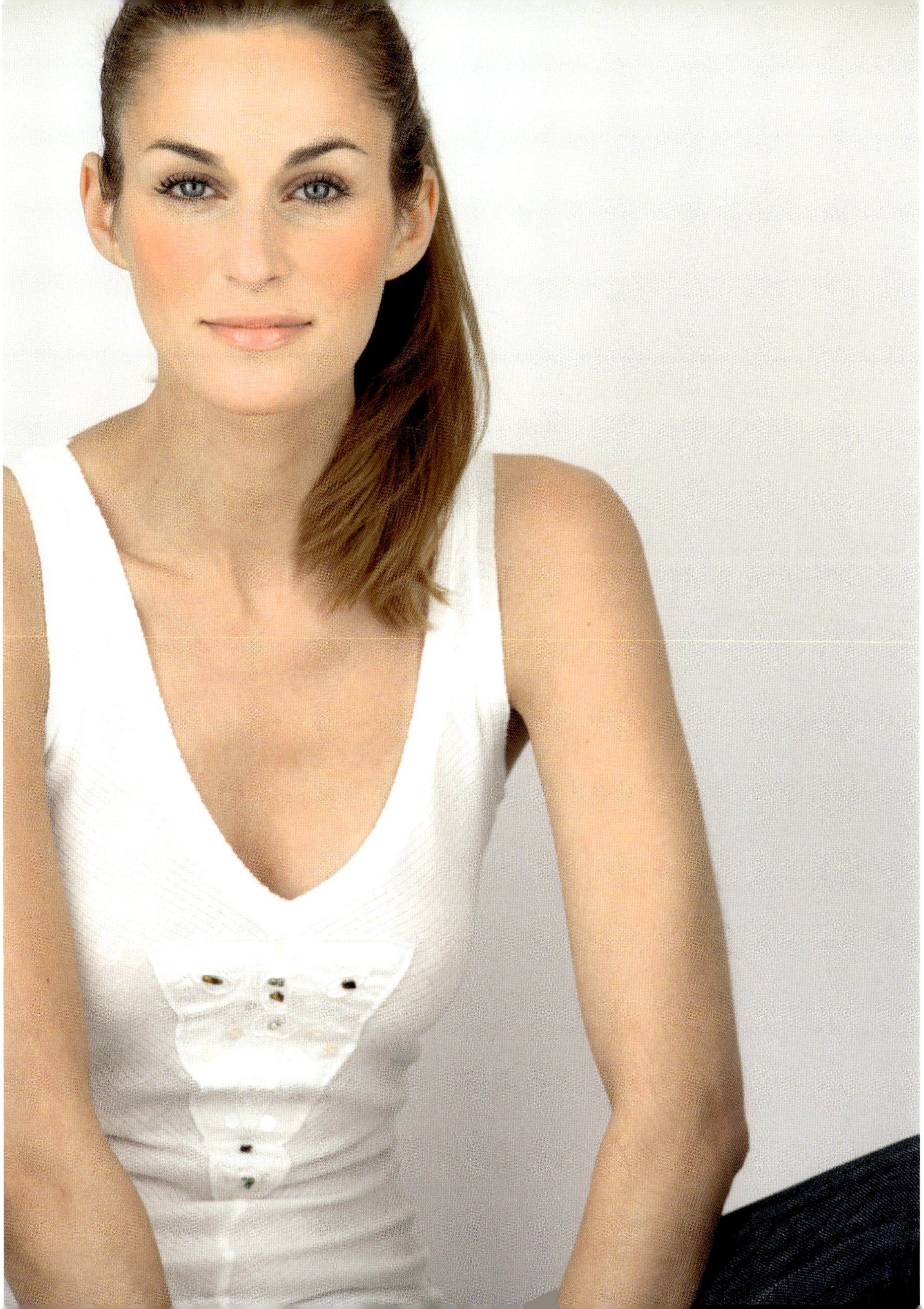

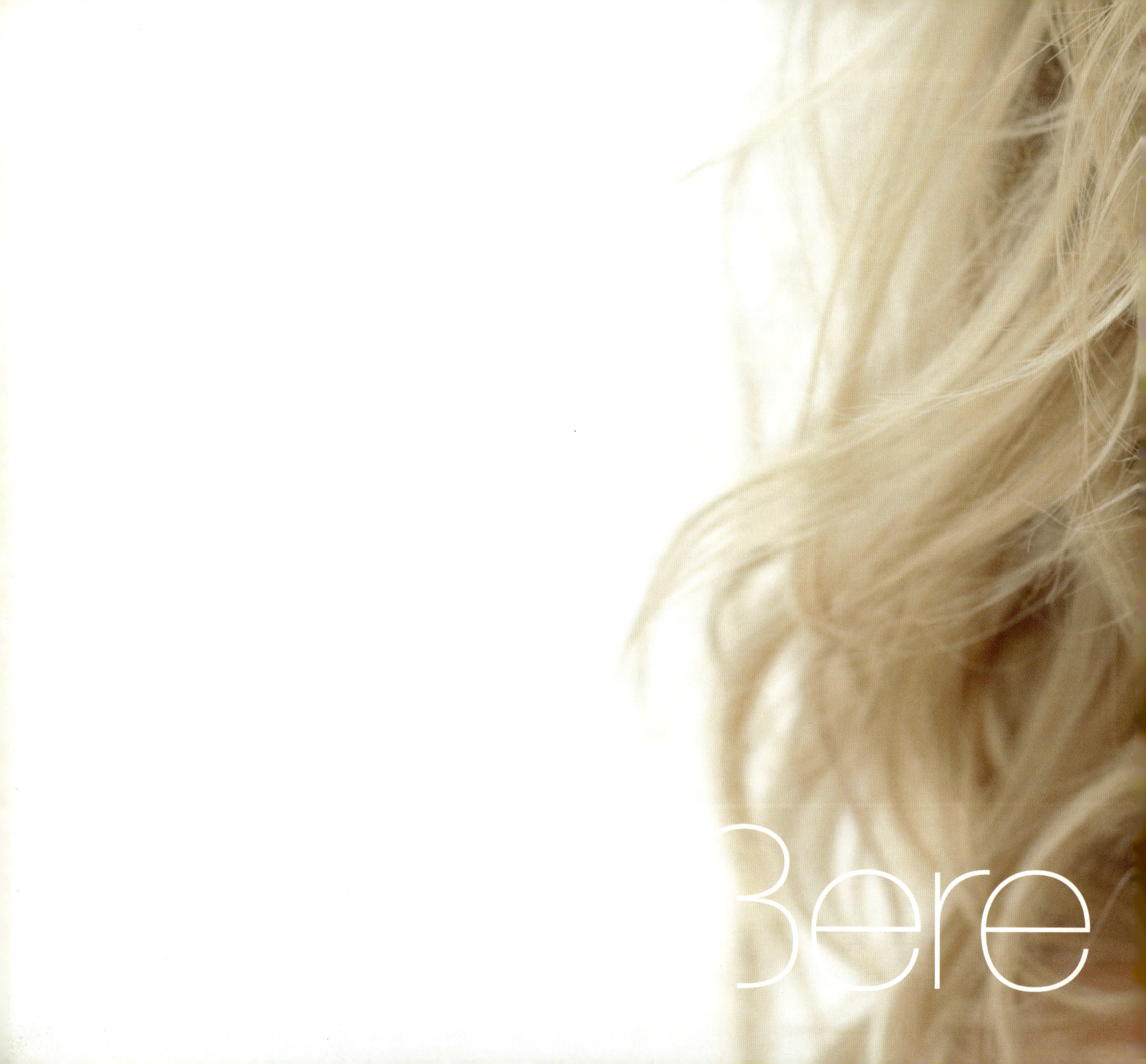
Bere

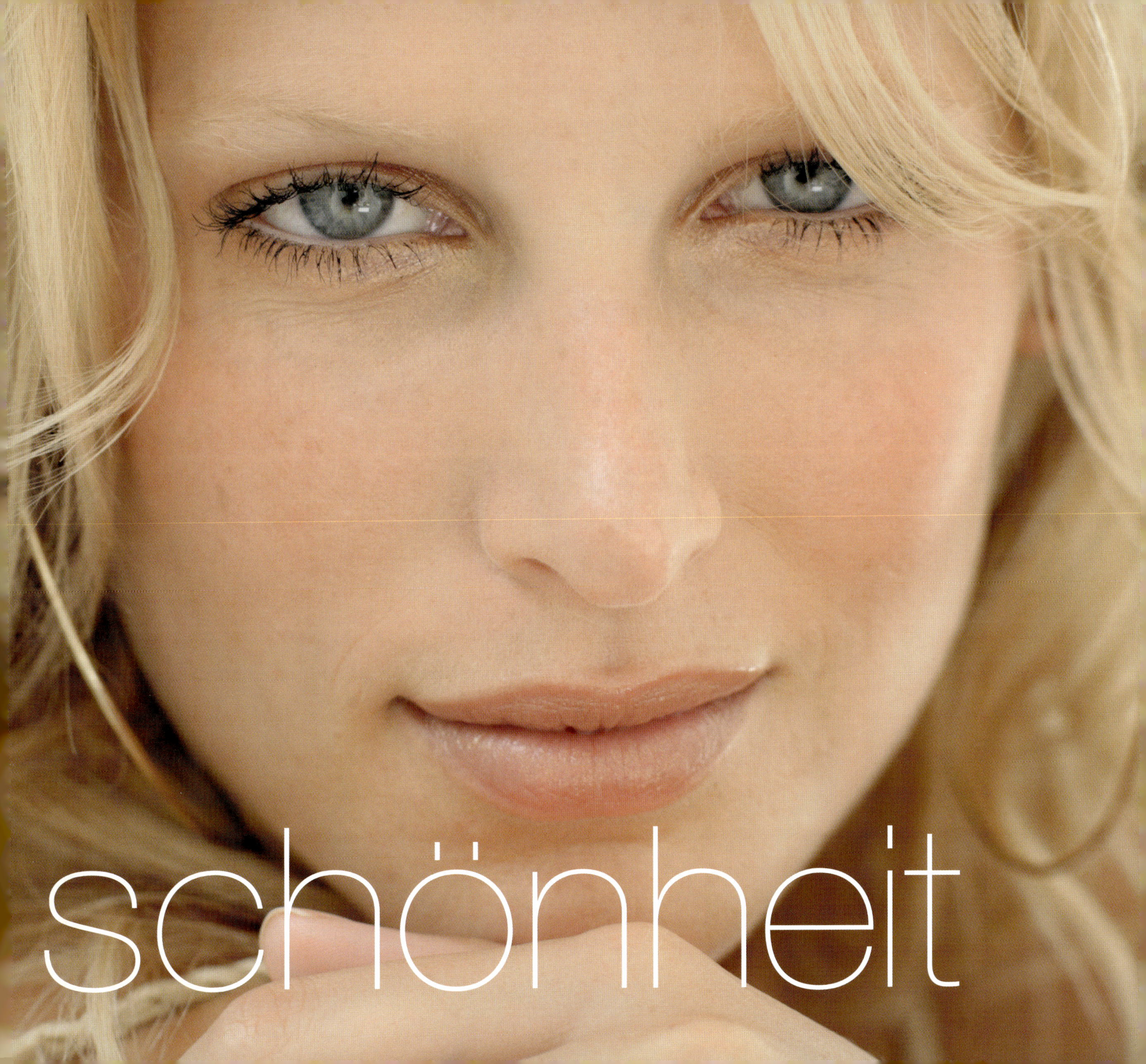
schönheit

gepflegte haut am ganzen körper

Der erste Teil ist geschafft! Sie haben erkannt, dass Sie schön sind. Nun brauchen Sie Ihre innere Schönheit nur nach außen strahlen zu lassen und mit ein paar Tipps und Tricks Ihre schönsten Seiten hervorzuheben.

seien sie es sich wert …

… das Schönste von sich zu zeigen, herauszuholen und zu betonen. Nur Sie sind verantwortlich für Ihren Körper, Ihren Tempel, Ihre Attraktivität. Ich werde Ihnen helfen, Ihre Vorzüge ins beste Licht zu rücken, damit Ihre innere Schönheit nach außen strahlen kann.

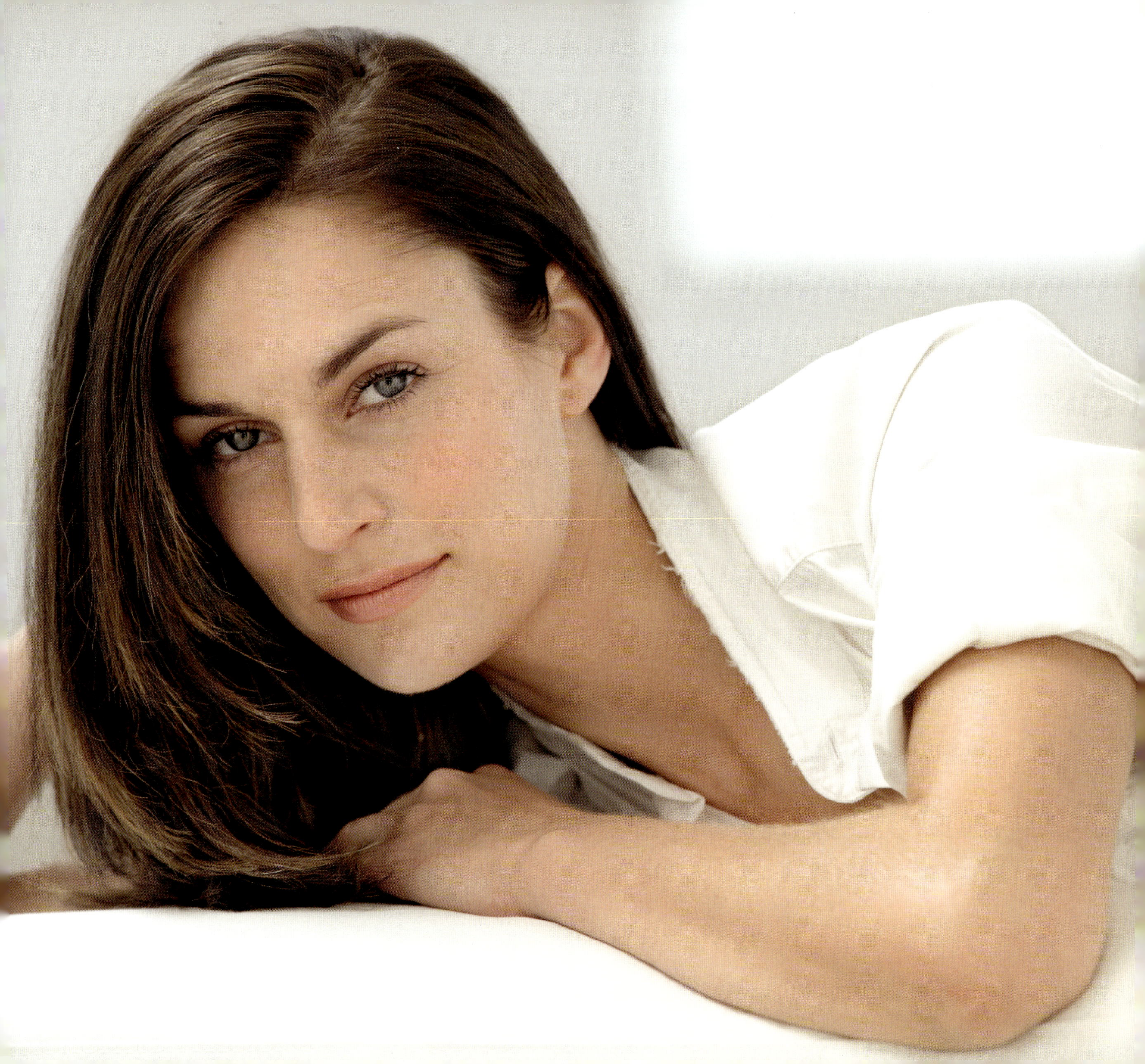

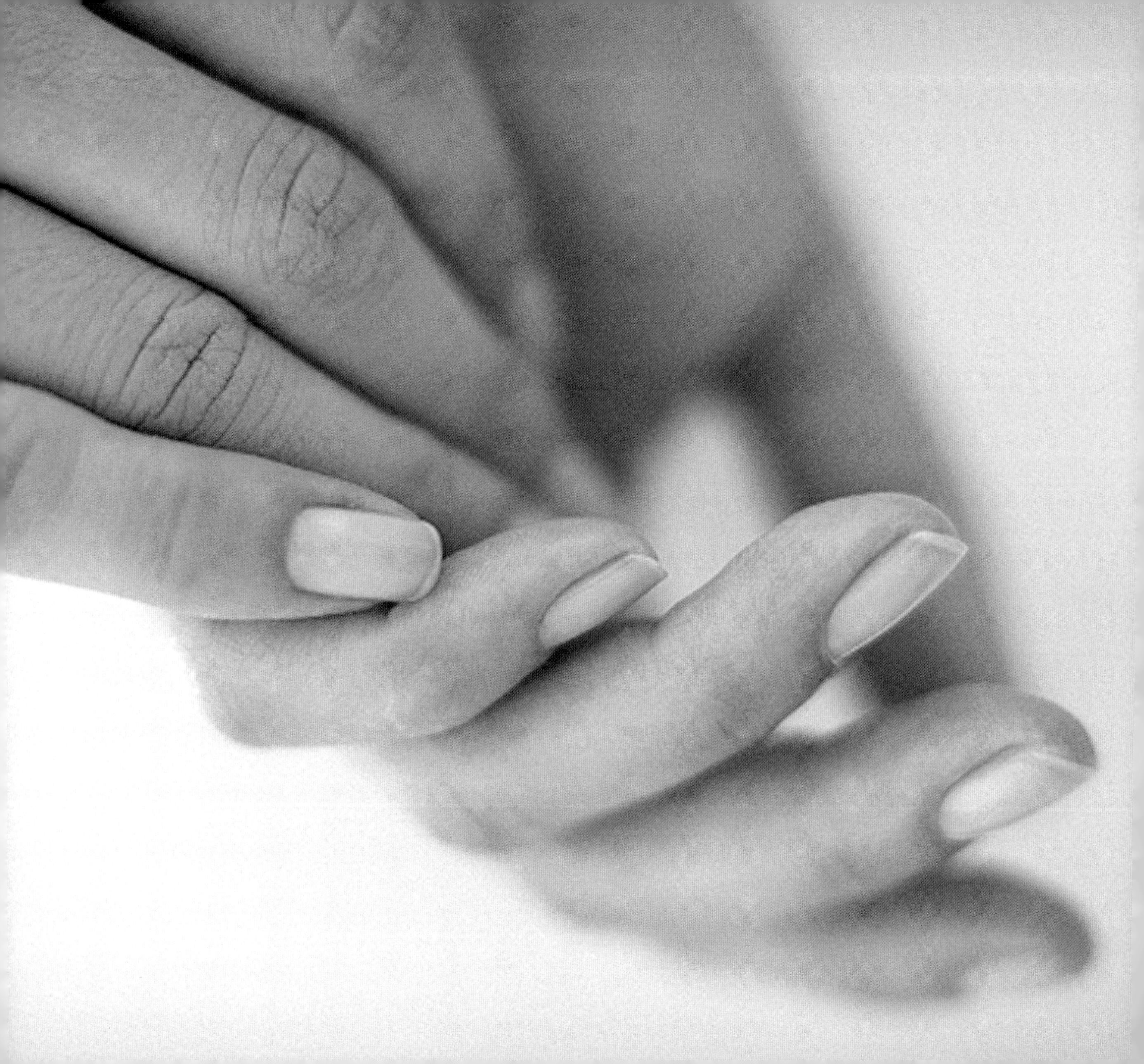

und wie geht es ihren händen?

Es ist ein schönes Gefühl, zu beobachten, wie gepflegte, weiche, manikürte Hände über die Computertastatur fliegen – um dann festzustellen, dass es Ihre eigenen Hände sind. Manche Menschen stellen tatsächlich erst, nachdem Sie sich eine Profi-Maniküre/Pediküre geleistet haben, fest, dass Sie wirklich schöne Hände oder Füße haben. Es lohnt sich.

Das Gleiche gilt natürlich auch für den restlichen Körper. Verändern Sie immer mehr Stellen an sich in schöne, gepflegte Körperteile (wenn sie es nicht schon längst sind). Es macht einen großen Unterschied, ob man an sich herunter guckt und sich über schöne lackierte Fußnägel, weiche Hände, eine zarte Haut und glänzende Haare freut, oder ob man sich im Spiegel herunterputzt. Vielleicht werden Sie überrascht sein, wie schön Sie sind, wenn Sie erst einmal ein paar Tricks von professionellen Beauty-Kennern an Ihren Körper herangelassen haben.

Betonen Sie die schönen Dinge, pflegen Sie sich, verwöhnen Sie sich. Probieren Sie es aus, es ist wirklich eine große Sache, sich mit LIEBE zu behandeln. Sie werden sich anders, schöner, gepflegter, stabiler und selbstsicherer fühlen.

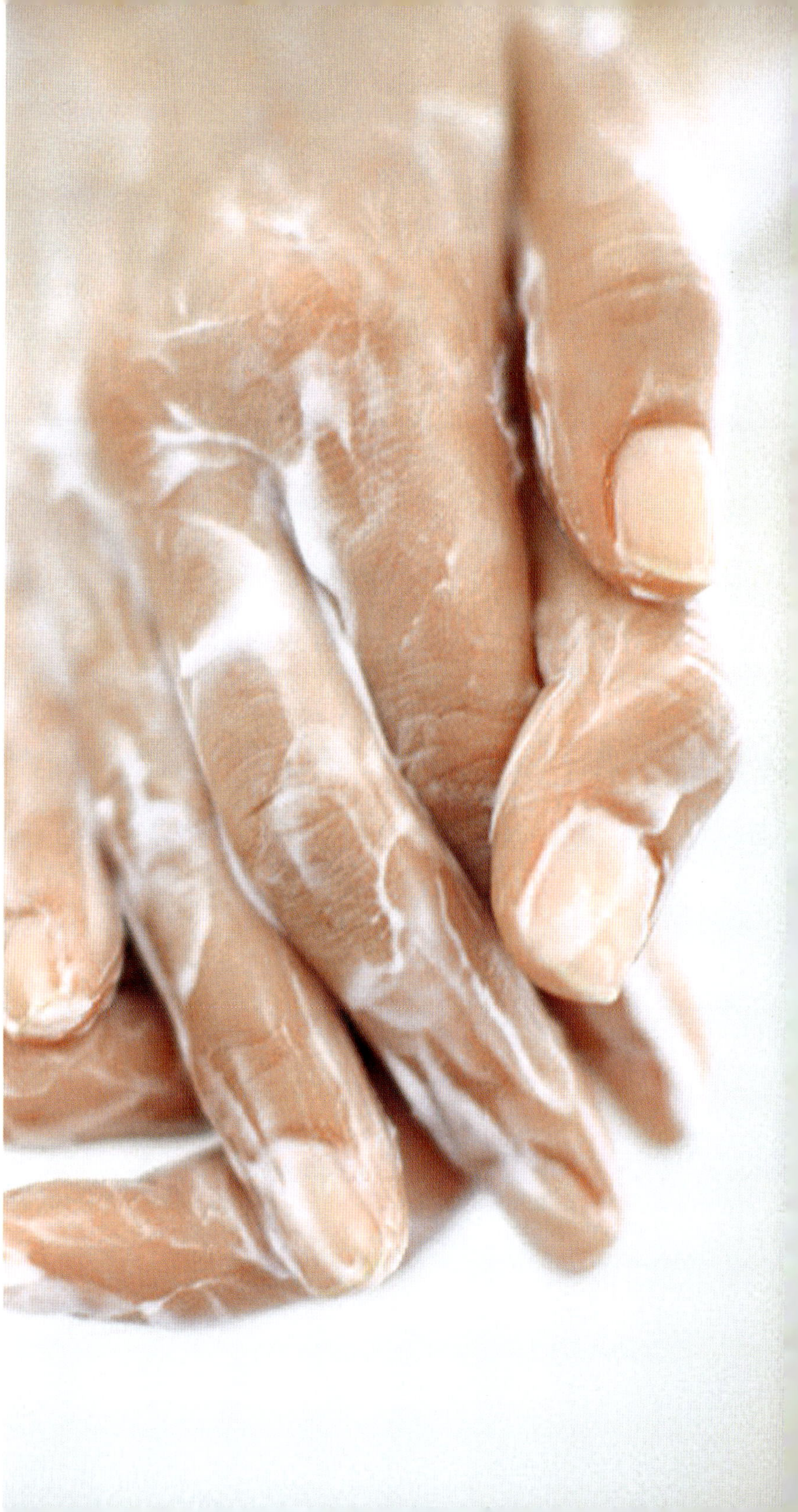

füße

Wenn Sie sich liebevoll behandeln, wertschätzen, sich nach allen Regeln der Kunst pflegen und verwöhnen wollen, dann fangen Sie doch mit den FÜSSEN an: Sie werden oft vergessen, dabei tragen die Füße uns Tag für Tag durch das ganze Leben. Auf den Füßen stehen Sie – und sie sorgen für das Voranschreiten im Leben.
Zeigen Sie Ihnen Ihre Wertschätzung, indem Sie Ihre Füße pflegen, cremen und massieren. Füße fühlen sich wohl in FUSSBÄDERN MIT KRÄUTERN. Dazu übergießen Sie eine Hand voll getrockneter Kräuter mit kochendem Wasser, lassen den Aufguss zehn Minuten ziehen, seihen die Flüssigkeit ab und geben sie in eine schöne Schüssel mit einigen Blütenköpfen (Rosen, Jasmin und Lavendel sehen toll aus und duften wunderbar).

fußbäder mit heilkräutern

- Müde Füße und Beine: Rosmarin, Wacholder, Kamille, Pfefferminze
- Gelenkschmerzen: Arnikablüten, Heublumen
- Wunde Füße: Salbei, Zinnkraut
- Fußgeruch: Thymian, Zypresse, Lavendel

Schenken Sie Ihren Füßen Beachtung – vielleicht einmal mit einer Daumendruck-Fußmassage. Fangen Sie immer mit dem linken Fuß an und massieren Sie in Richtung Herz. Das regt die Durchblutung und den Rückfluss des Blutes an.
Gönnen Sie sich eine luxuriöse PEDIKÜRE. Sie werden sich toll fühlen, wenn Sie an sich herunter gucken und Ihr Blick vorbei an kleinen Besenreisern an den Oberschenkeln (oder anderen unwichtigen Dingen) auf Ihre schön gepflegten Füße fällt, die vielleicht noch mit einem hübschen Nagellack glänzen können.

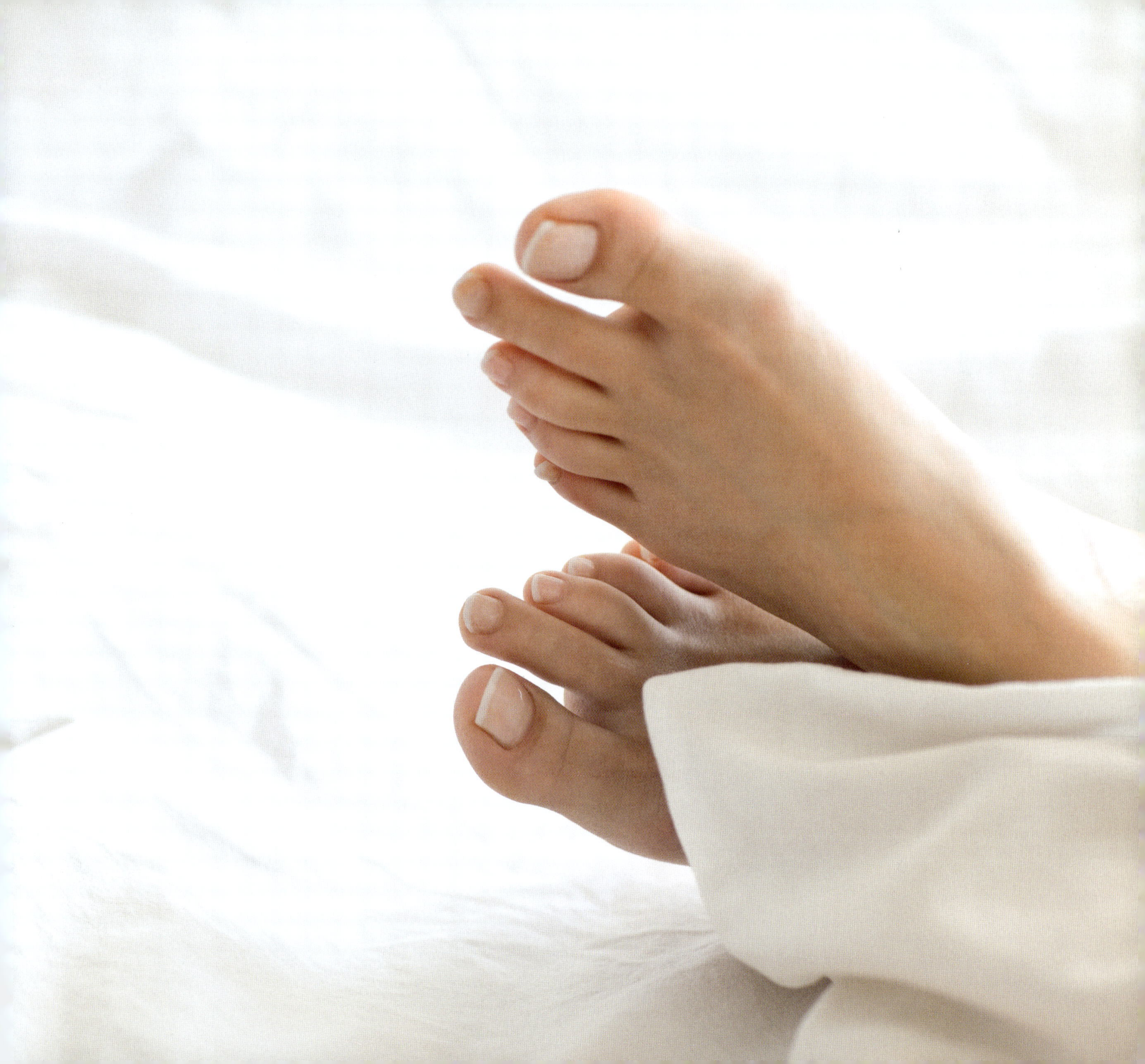

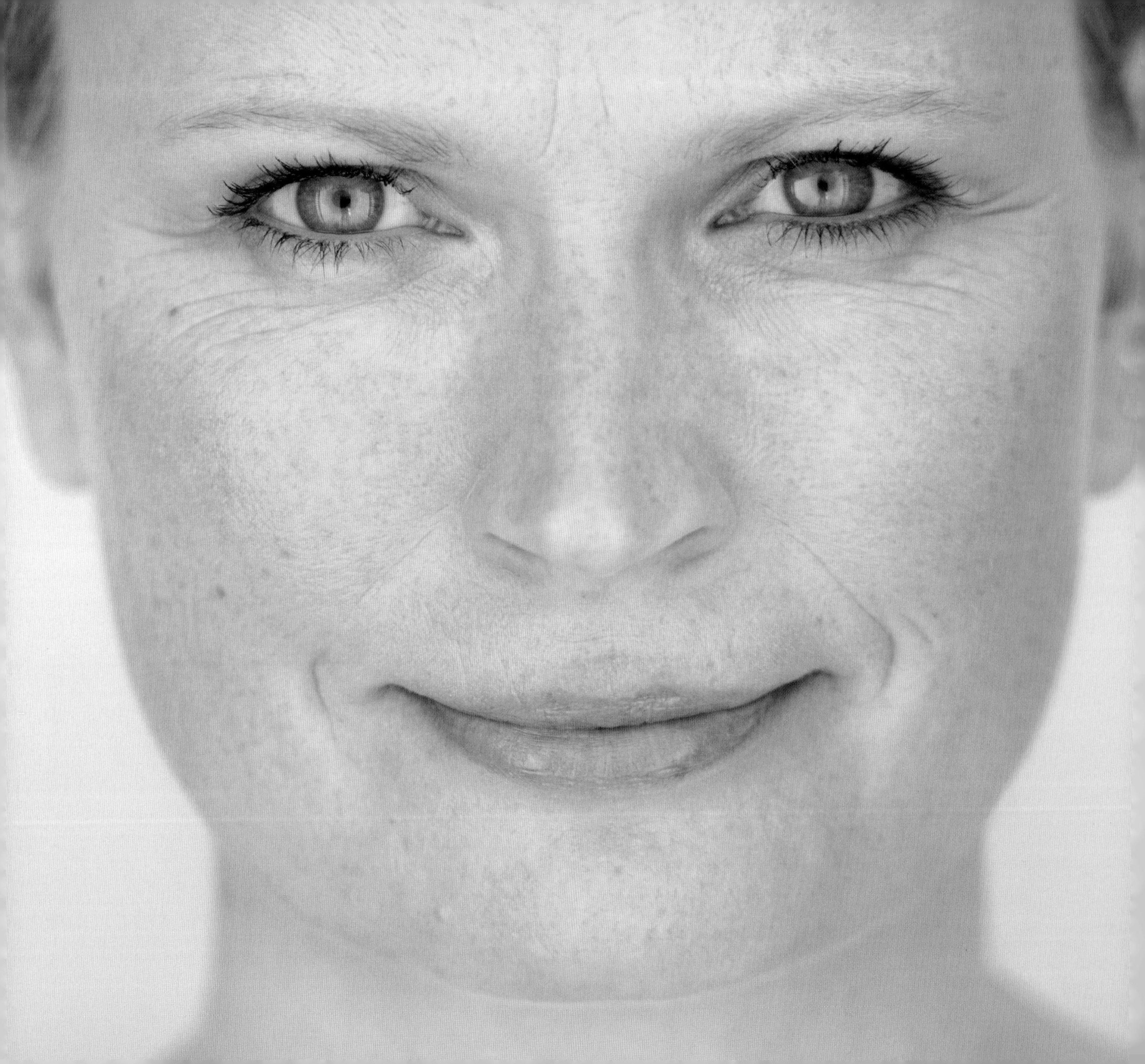

wie sieht meine haut den ganzen tag tolll aus?

Ist Ihnen schon einmal aufgefallen, dass Models immer eine große Wasserflasche bei sich tragen? Sie kennen den Grund für eine schöne, frische, jugendliche und vitale Haut:

ausreichend feuchtigkeit von innen und von außen

von innen

Der Körper eines Neugeborenen besteht zu 90 Prozent aus Wasser, der eines alten Menschen aus 60 Prozent. 70 Prozent sind ideal, damit alle unsere Organe geschmeidig arbeiten können. An einem normalen Tag (ohne Sport und körperliche Anstrengung) verbraucht der Körper schon 1,5 Liter Wasser, allein beim Nichtstun.
Wir tun gut daran, unserem Körper ausreichend Wasser zu gönnen, optimal sind drei Liter, über den Tag verteilt. Schon ein Wassermangel von täglich drei Prozent führt in einem halben Jahr zu einem Pfund Fettablagerung im Gewebe. Das ist ein ganzes Kilo pro Jahr, nur weil man zu wenig getrunken hat! Das macht deutlich, wie unglaublich wichtig gesundes, frisches Wasser für unseren Körper, unser Aussehen und unser Wohlbefinden ist.

wasser

- ist ein wichtiges Transportmittel im Körper
- kurbelt den Stoffwechsel an
- fördert eine geregelte Verdauung
- macht klare Augen
- lässt die Haut schön prall und frisch aussehen
- hält unsere Organe aktiv und gesund

Am besten, Sie starten morgens auf nüchternen Magen mit einem großen Becher warmem (!) Wasser mit einigen Spritzern Zitrone. Das ist ayurvedisch und reinigt den Körper von Schlackenstoffen, die sich in der Nacht angesammelt haben und nun herausgespült werden sollen. Außerdem kurbelt es den Stoffwechsel an. Trinken Sie dann über den Tag verteilt acht große Gläser stilles Wasser.

In der Ayurveda-Lehre, der Lehre vom Leben, wird vormittags reichlich Ingwerwasser getrunken. Ingwer reinigt und klärt den Körper, er ist als natürliches »Antibiotika« bekannt. Also eine gute Sache, wenn eine Erkältung naht. Und so geht's: Die Ingwerwurzel klein schneiden und 15 Minuten in einem Liter Wasser aufkochen, abseihen und nach Belieben mit etwas Honig genießen. Das ist köstlich, gesund und gibt zudem eine reine, strahlende Haut!

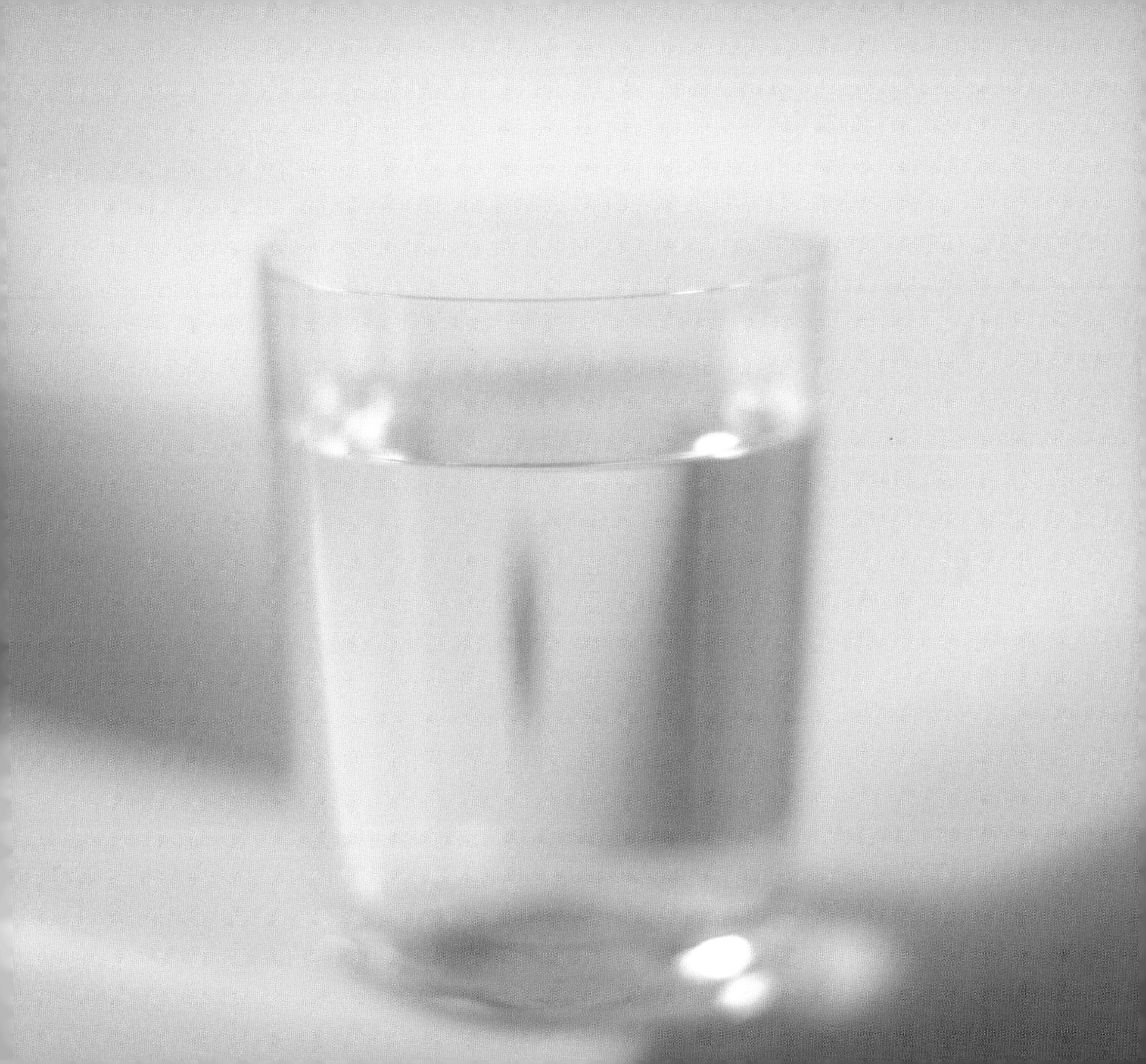

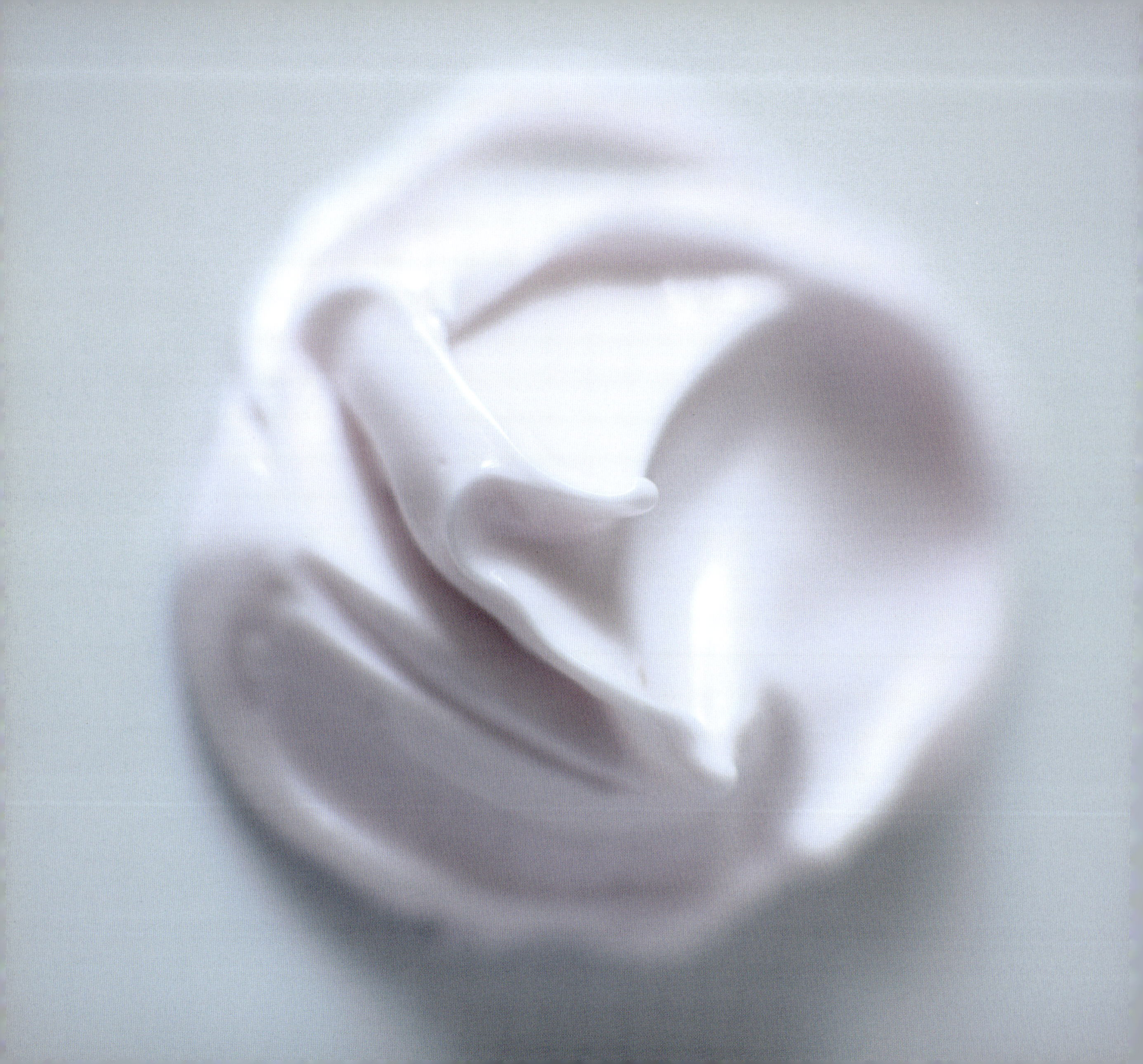

genug feuchtigkeit von außen

Eine auf Ihre Haut abgestimmte Feuchtigkeitscreme ist ebenso effektiv wie das gerade angesprochene Wasser. Ich empfehle Ihnen, sich eine gute Kosmetikerin zu gönnen. Sie wird Ihre Haut genau unter die Lupe nehmen und passend zu Ihrem Hautbild eine Pflege auswählen, die Ihre Haut schützt und nährt.

Als Unterlage für ein Make-up ist eine Feuchtigkeitspflege essentiell. Jedes Make-up sieht auf gut gepflegter und genährter Haut frischer aus. Ist die Haut trocken, wirkt ein Make-up oft fleckig und die Haut oftmals älter als sie ist, weil sich zu viele Puderanteile in kleine Fältchen setzen können.
Viele Make-ups enthalten jetzt lichtreflektierende Partikelchen. Diese Mikroteilchen reflektieren das Licht und lassen Ihren Teint frischer und natürlicher wirken als mit pastigem Make-up. Mattes Make-up enthält viele Puderanteile, die die Haut mattieren sollen, doch leider werden oftmals kleine Fältchen und Linien im Gesicht dadurch noch stärker hervorgehoben. Dann wirkt das Make-up maskenhaft.

Meiden Sie Foundations, die zu sehr »glitzern«. Einige Firmen meinen es mit der Reflektion etwas zu gut. Die Haut glänzt dann wie eine Speckschwarte.

wichtig: die feuchtigkeitscreme

- Eine Feuchtigkeitscreme unter dem Make-up macht Ihre Haut geschmeidig und fein, schützt und nährt die Haut.
- Das Make-up lässt sich leichter auftragen und natürlicher verstreichen.
- Kleine Fältchen werden aufgepolstert, sodass sich Puderanteile nicht absetzen können.
- Die Haut wirkt frisch und strahlend.

base / foundation

Fast jeder Mensch hat unterschiedliche Hauttönungen im Gesicht. Um diese auszugleichen und kleine Hautunebenheiten verschwinden zu lassen, ist eine gute BASE wichtig. Diese Grundierung sieht am schönsten aus, wenn sie natürlich und transparent wirkt. Denn die Augen des Betrachters bleiben immer da hängen, wo Unruhe, Flecken, Unebenheiten etc. auftauchen. Geben wir wieder Ruhe in unser Hautbild. Durch eine schöne Grundierung und ein gutes Make-up können Sie Ihre Augen, Ihre Lippenform oder Ähnliches viel schöner hervortreten lassen.

Eine schöne FOUNDATION und einen ebenmäßigen Teint erzielt man so:

1. ausreichend Wasser trinken, ca. drei Liter täglich.
2. Feuchtigkeitspflege vor dem Make-up auftragen.
3. FOUNDATION mit passendem (!) Farbton wählen. Bitte bei Tageslicht an der Wange am Übergang zum Hals checken lassen.

   Mein Tipp: Zwei Farbtöne wählen und auf dem Handrücken mischen. Im Winter ist die Haut heller als im Sommer. Sie können je nach Hautfärbung helleres Make-up verwenden und ein dunkleres dazumischen. So haben Sie immer den richtigen Ton.

4. Foundation von der Nase mit den Fingern nach außen zum Gesichtsrand streichen. In der Mitte des Gesichts gibt es mehr abzudecken, zum Rand hin brauchen wir weniger Make-up. Durch das Ausstreichen entstehen keine unschönen Ränder am Hals.
5. Ein Concealer (Abdeckstift mit reflektierenden Lichtpartikeln) zaubert durch die Reflektion des Lichtes mit den irisierenden Mikropartikelchen alle Schatten unter den Augen und um die Nase herum weg.

   Mein Tipp: Concealer leicht in den äußeren Augenwinkel getupft hebt Ihr Auge optisch leicht an.

6. Mit einem großen Pinsel losen transparenten Puder über Nase, Stirn und Kinn stäuben (das sind die Stellen, die schnell nachfetten und dann glänzen). So bleibt Ihr schön ebenmäßiger Teint den ganzen Tag erhalten.

Nun können Ihre Augen leuchten. Viel Spaß mit den Komplimenten!

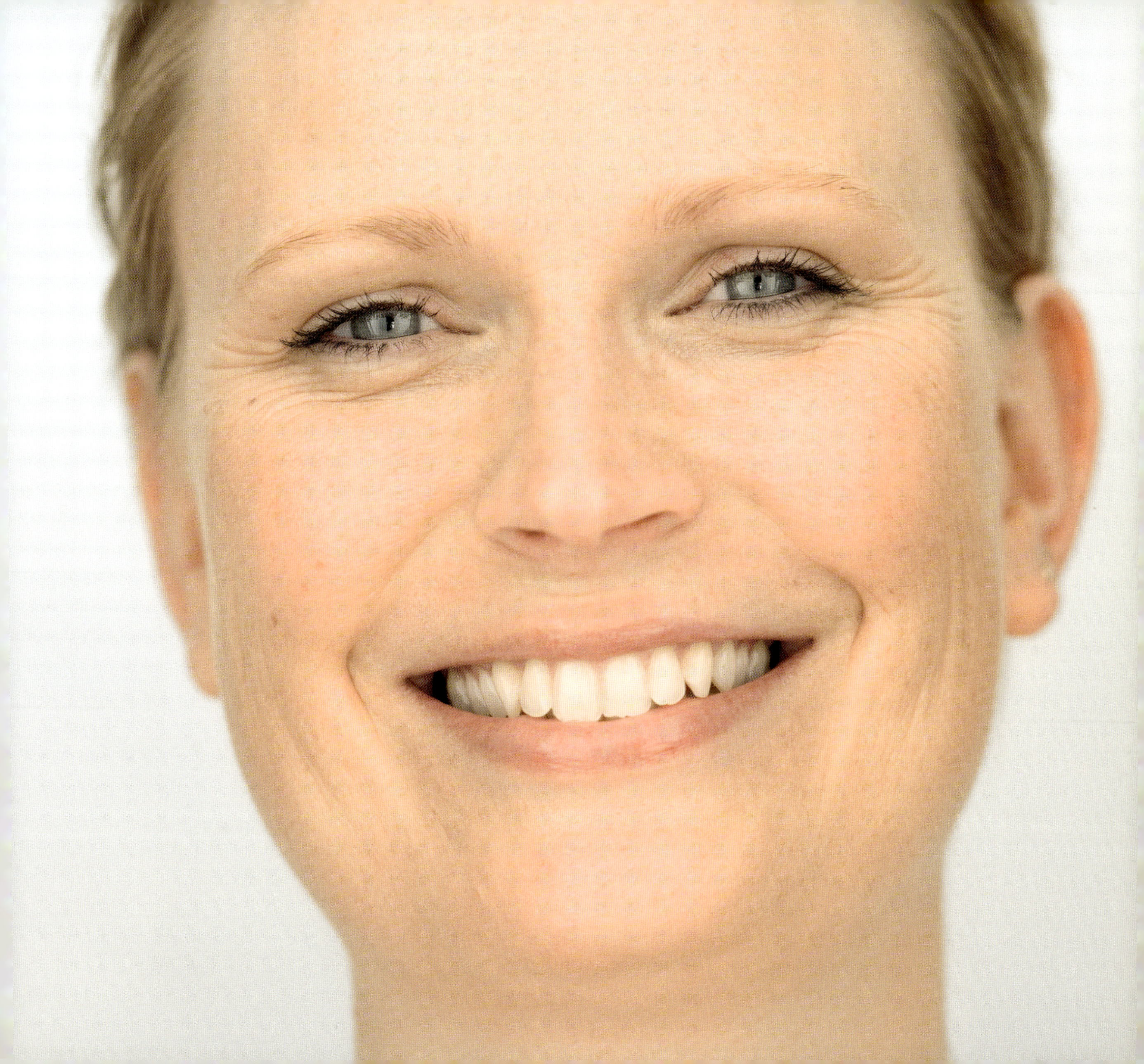

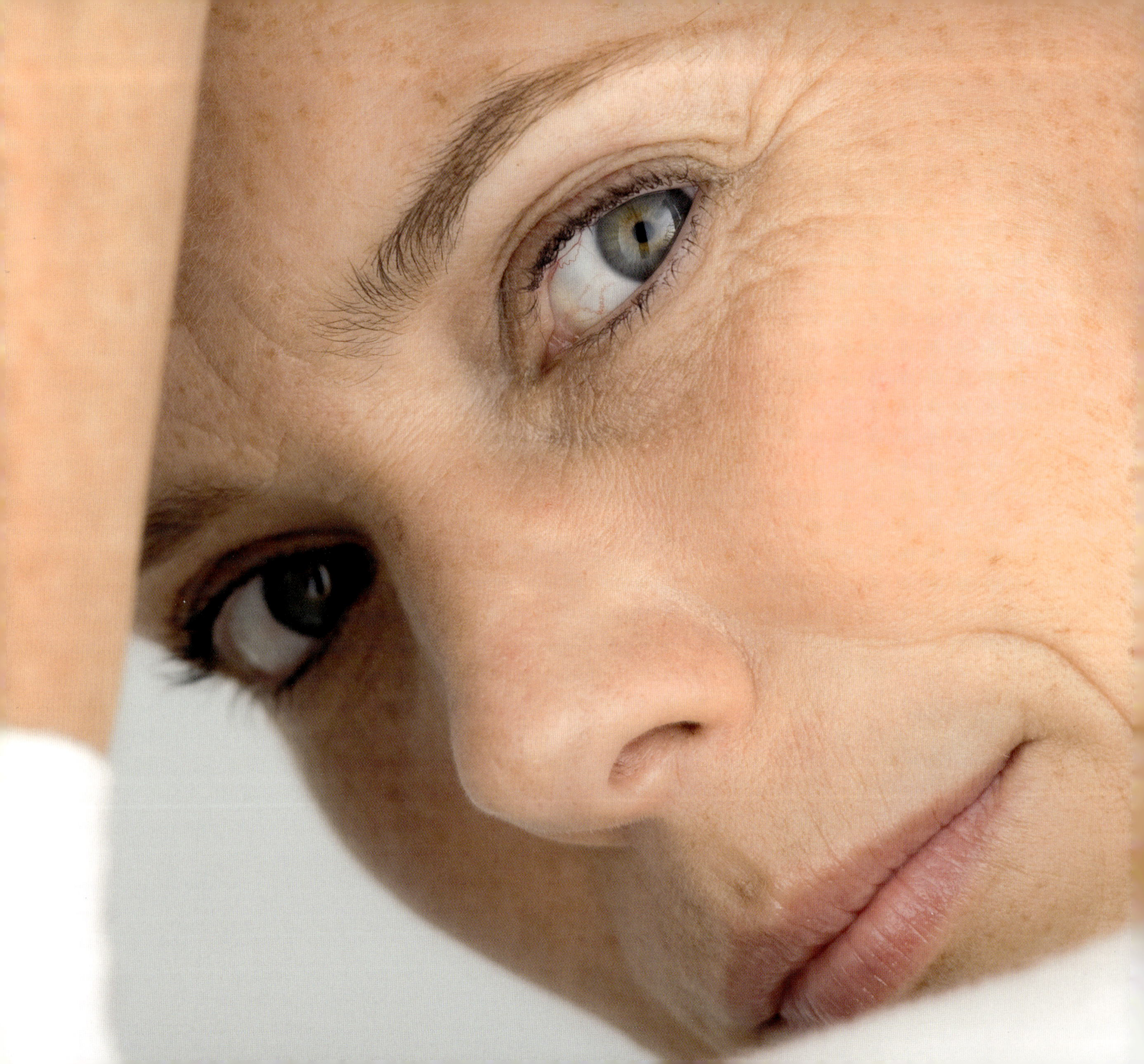

mehr ausstrahlung für die augen

Ob man die Augen mit vier verschiedenen, ineinander fließenden Lidschattenfarben oder einem Lidstrich betont: Es gibt viele Möglichkeiten – und einige Basis-Tricks, die jedem Augenpaar mehr Ausstrahlung verleihen.

augenbrauen

Sehr wichtig sind die Augenbrauen, die dennoch oft übersehen werden. Schön sauber gezupfte Augenbrauen sind Pflicht, denn sie bilden den Rahmen für unsere Augen. Eine optimal gezupfte Braue gibt dem Gesicht die richtige Kontur. Selbst beim natürlichen »Brooke Shields-Look« müssen Härchen außer der Reihe sauber gezupft werden. Das lässt Sie frischer wirken, und das Auge wird nicht von der Braue »erdrückt«.
Die Augenbrauen mit einem harten, hellen (bitte nicht zu dunklen), gespitzten Augenbrauenstift oder mit einem kurzen, harten Pinsel und hellem Augenbrauenpuder nachstricheln. Für eine harmonische Augenpartie und einen entspannten Blick beginnen die Augenbrauen an der Nasenwurzel, machen eine leichte Aufwärtsbewegung und fallen ab der Augenmitte wieder sanft ab.

Legen Sie zur Orientierung einen Stift am Nasenflügel an und halten ihn senkrecht nach oben, um zu sehen, wo die Braue beginnen soll. Dann den Stift vom Nasenflügel schräg zum Irisrand legen, um den höchsten Punkt der Braue zu finden. Anschließend den Stift vom Nasenflügel schräg zum Augenwinkel legen, dort sollte die Augenbraue idealerweise enden.

Buschige und störrische Augenbrauen bleiben mit einem Augenbrauengel gut in Form. Die Form der Augenbrauen verändert den Ausdruck unseres Gesichts sehr stark. Zu kurze oder zu runde Augenbrauen lassen den Blick erschrocken, fragend oder kindlich erscheinen. Zu dünne Brauen wirken unharmonisch, das Gesicht wirkt flächiger. Zu eng gestellte Augenbrauen suggerieren Besorgnis und Strenge, zu dicke Augenbrauen wiederum wirken wuchtig und schwer. Die Augenbrauen sollten dem Gesicht eine harmonische Symmetrie geben und zu Ihrem Typ passen.

wimpern

Oftmals benutze ich gar keinen Lidschatten, um Frauen noch schöner zu gestalten, denn den größten Ausdruck um die Augen geben schön getuschte schwarze, lange Wimpern. Vorher werden die Wimpern mit einer Wimpernzange nach oben gebogen. Ohne diese Zange geht gar nichts bei mir. Wenn Sie einmal ausprobiert haben, wie die nun nach oben gebogenen Wimpern Ihre Augen öffnen und hervorheben, werden Sie mir sicher Recht geben und den ersten Schrecken über dieses brutal aussehende Instrument schnell vergessen.
Selbst kleine, zurückgesetzte Augen kann man so aus Ihren Höhlen locken. Die Wimpernzange formt und biegt gerade Wimpern zu schön geschwungenen ausdrucksstarken Wimpern, diese Form wird dann mit der Wimperntusche fixiert.
Das schönste Ergebnis erhält man, wenn man die Wimpern zweimal hintereinander zügig in Zickzack-Bewegungen direkt vom Wimpernrand bis zu den Spitzen tuscht. So verhindert man, dass die Tusche nicht verklumpt. Ein Wimpernkämmchen trennt dann noch einmal eventuell aneinander klebende Wimpern.
Aus der Fülle des Angebots gibt es Wimperntuschen, die verlängern, verdicken, wasser- oder tränenfest sind, Wimperntuschen mit kleinen Härchen, für Kontaktlinsenträgerinnen – je nach Bedarf.

Schön gebogene und schwarz getuschte Wimpern öffnen und vergrößern das Auge optisch.

Mein Tipp:
Weißer Kajal im inneren, feuchten Augenrand oder etwas Glanzcreme im inneren Augenwinkel lassen Ihre Augen noch mehr strahlen.

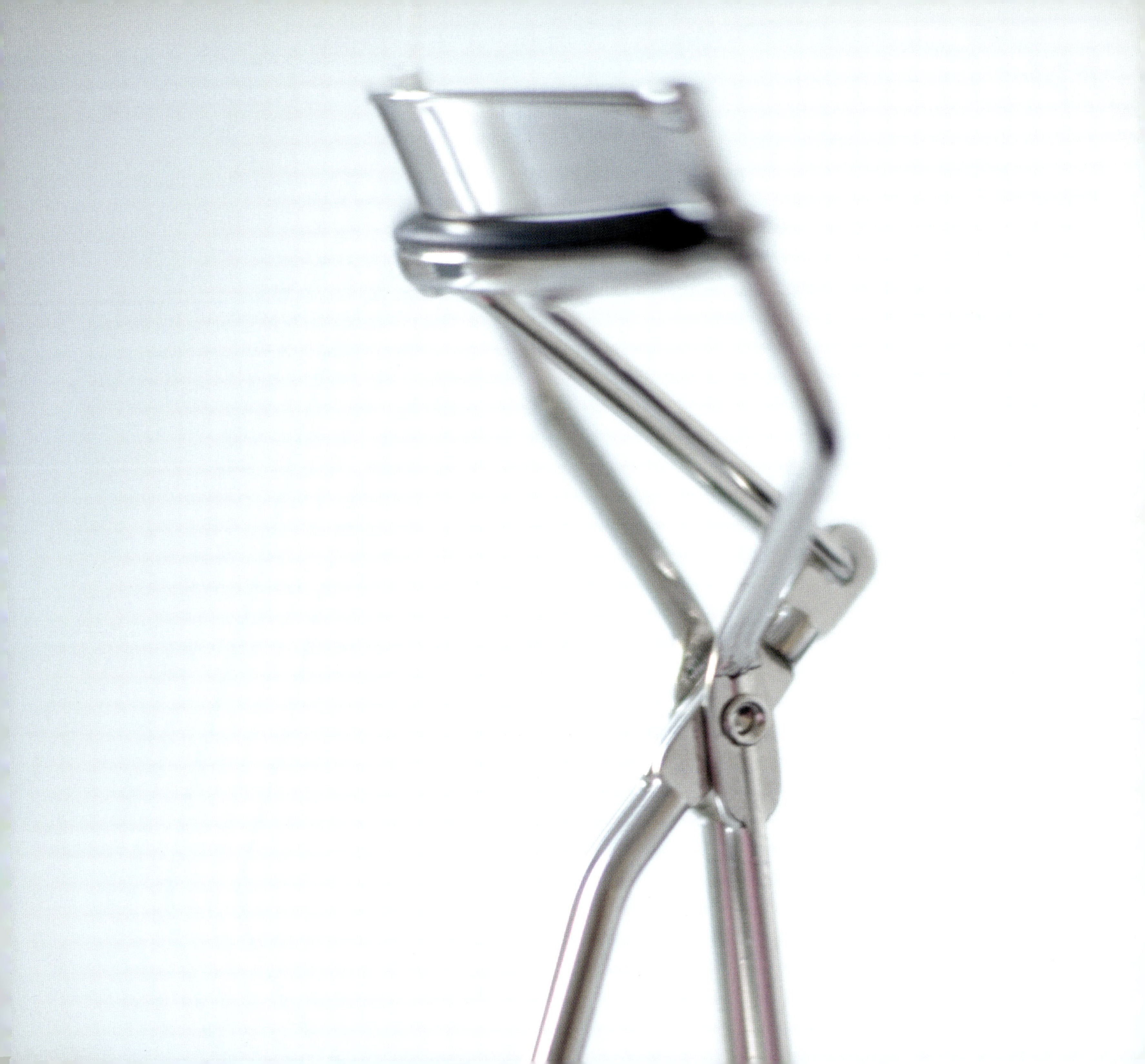

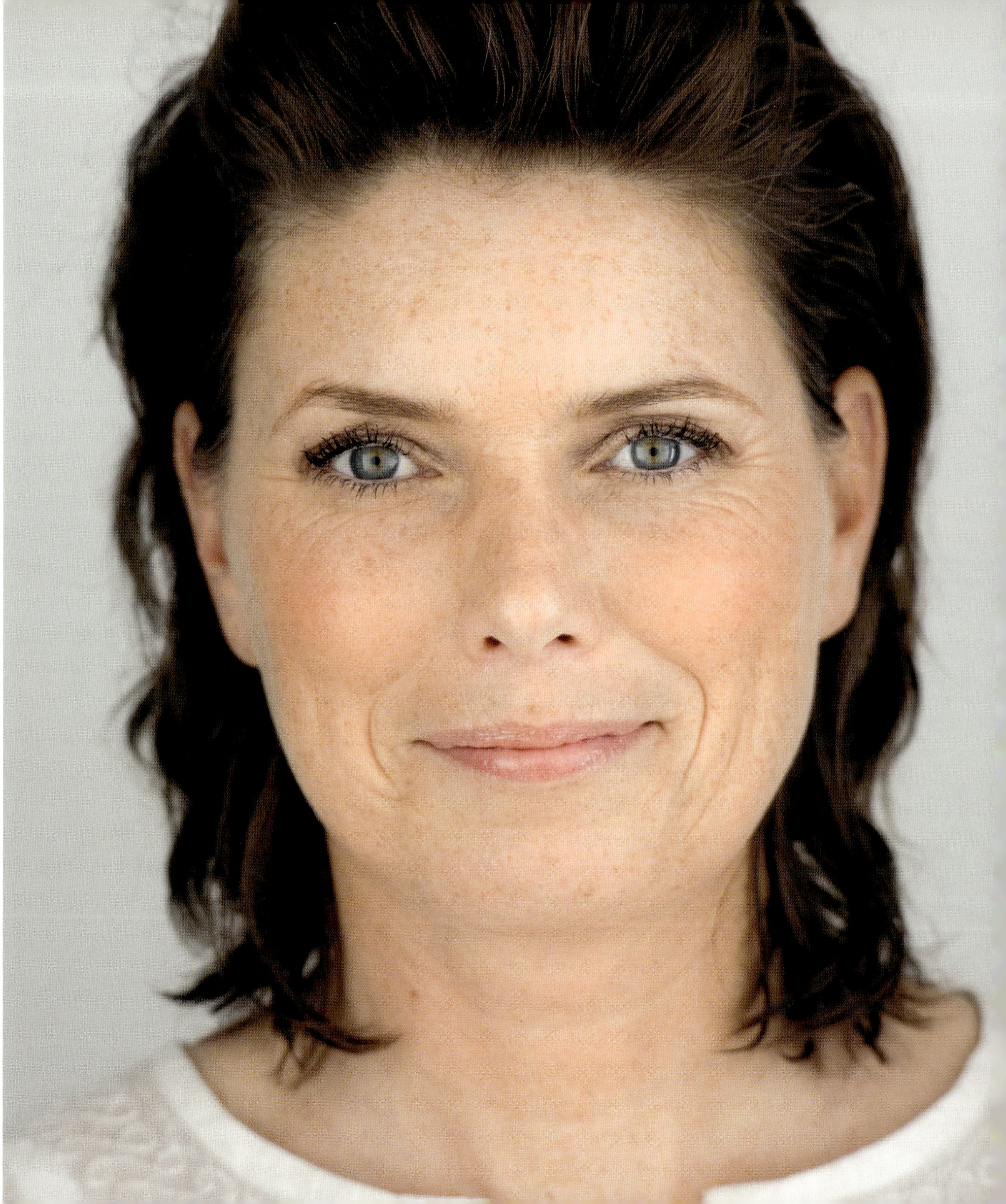

die lidfalte betonen

Um kleinen Augen – Claudia Schiffer ist mit ihnen berühmt geworden – noch mehr Kontur und Tiefe zu geben und sie aus ihrem zurückgetretenen Dasein zu locken, betont man die Lidfalte und den unteren Wimpernrand. Zuerst verteilt man einen mittleren Farbton auf dem gesamten Lid bis zur Lidfalte. Um einen schönen Bogen, der die Augen optisch vergrößert, zu erzielen, legt man den Kopf in den Nacken (oder zieht die Augenbrauen nach oben) und trägt nun den Lidschatten in einem sanften Schatten am Augenknochen entlang auf. Am besten funktioniert das mit einem kleinen, weichen Augenpuderpinsel. Am unteren Wimpernrand wird der Lidschatten in derselben Farbe mit einem Pinsel zwischen die Wimpern gebracht.

wichtig

Die Übergänge mit einem großen Pinsel verwischen, damit sie fließend sind. Es soll nur ein Schatten entstehen, denn das Augen-Make-up soll ja schließlich natürlich wirken. Die Schatten in der Lidfalte vergrößern die Augen optisch und zaubern mehr Tiefe. Die Wimpern oben und unten tuschen.

farben

Ideal sind alle Farben, die nur einen Schatten hinterlassen: Braun, Graubraun, Grau, Khaki, Graublau, Anthrazit.

puderlidstrich

Betont die Augen, ohne nach zuviel auszusehen. Mit einem kurzen, harten Pinsel bringt man Puderlidschatten am oberen Wimpernrand ein. Man setzt den dunklen Puder direkt zwischen die oberen Wimpern und zieht die sanfte Linie am äußeren Augenwinkelrand leicht nach oben.
Das hebt das Auge optisch und lässt müde und traurige Augen frischer und strahlender wirken, die Wimpern wirken dichter und voller und man kreiert sich schöne Augen in Mandelform (wollen wir die nicht alle?). Die Wimpern oben zweimal tuschen, unten reicht für den »Mandellook« einmal.

farben

Optimale Farben sind Schwarz (wirkt durch den Puder und schwarze Wimperntusche nicht zu hart), Braun, Grau, Dunkelgrün, Graublau, Anthrazit, dunkles Violett.

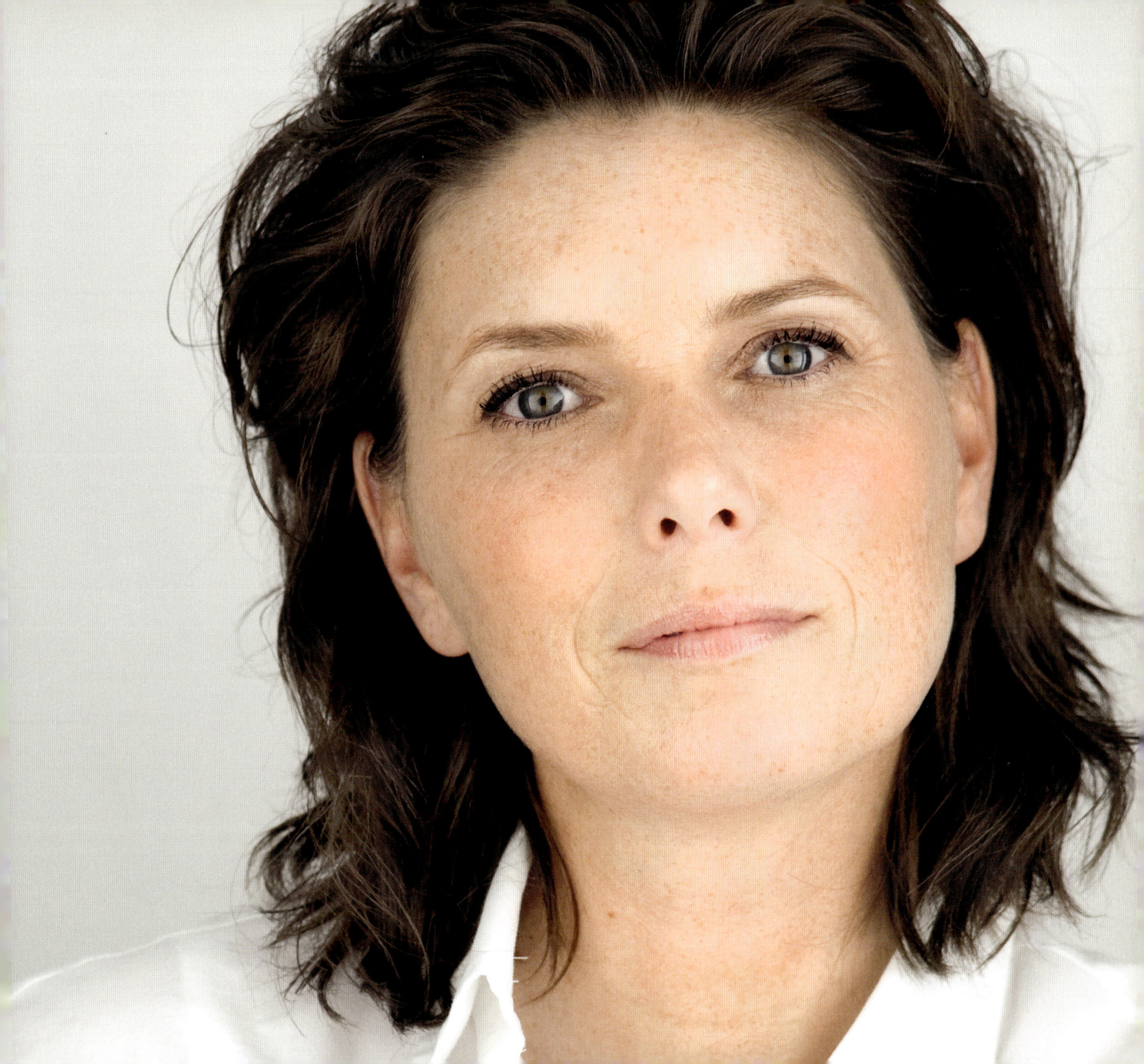

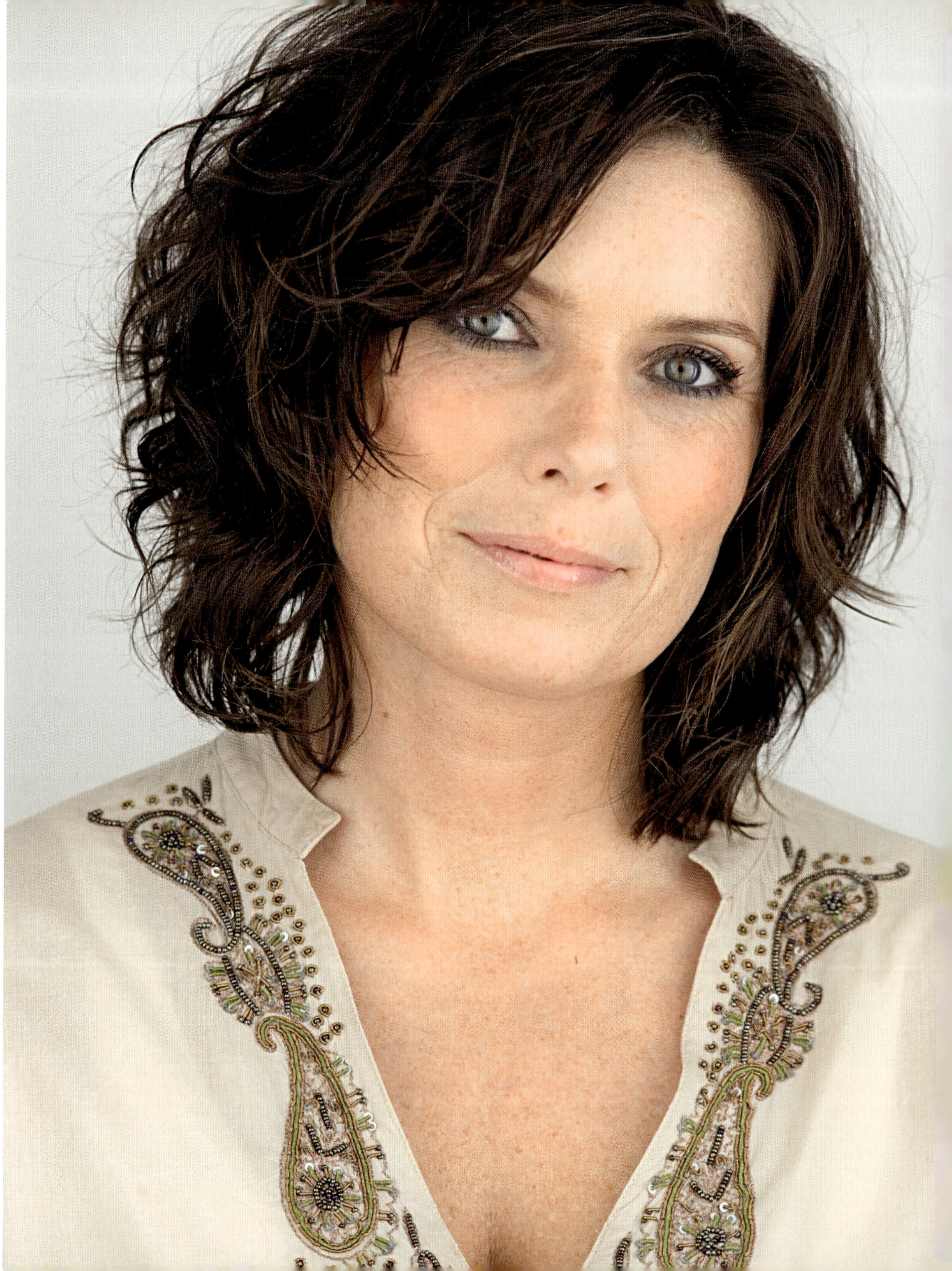

kajal / smokey eyes

Ein weicher Kajalstrich, im inneren Augenlid aufgetragen und mit einem Q-Tip sanft zu den unteren Wimpern verwischt, lässt die Augen geheimnisvoll und sinnlich erscheinen.

Am oberen Wimpernrand mit dem Kajalstift kleine Punkte zwischen die Wimpern setzen und verwischen. Bei eher kleinen Augen ist das anschließende Verwischen sehr wichtig, weil zu harte Linien das Auge unnötig verkleinern. Jede Linie, jeder Schatten soll das Auge also weich und sanft umrahmen und betonen. Wimpern kräftig tuschen.

Für den »Smokey Eye Look« wird vor dem Kajal ein etwas hellerer Lidschattenton auf das Lid und unter die unteren Wimpern aufgetragen, mit einem weichen Pinsel verwischt und ineinander geblendet. Die dunkelste Farbe sollte direkt am Auge sein und weich und rauchig auslaufen.

farben

Wunderschön ist Kajal in Dunkelgrau, Silbergrau, Graublau, Khaki, Dunkelgrün, Braun, dunkle Pflaume, Dunkelblau. Schön für den Abend: Schwarz (verwischen!!!).

wie sehe ich morgens frischer aus?

Wenn Sie zum Durchspülen schon ein großes Glas Wasser auf nüchternen Magen getrunken, das Gesicht mit kaltem Wasser geweckt und an der frischen Luft dreimal tief eingeatmet haben und immer noch müde aussehen, dann ist der Zeitpunkt für BLUSH, ROUGE, WANGENROUGE gekommen.
Blush (englisch) bedeutet übersetzt »erröten«. Und genau da kommt das Rouge hin. Nicht, wie es in den 1980er-Jahren mal modern war, auf die Wangenknochen, sondern auf die »Apples of the cheeks« (»Apfelbäckchen«), dorthin, wo die Sonne unser Gesicht nach einem Tag am Meer als erstes bräunen würde. Blush soll das Gesicht natürlich und frischer wirken lassen, ohne als ROUGE wahrgenommen zu werden.
Sie stellen sich bei Tageslicht vor den Spiegel und lachen sich selbst im Spiegel an. Eine schöne Übung als Begrüßung am Morgen, selbst nett zu sich zu sein. Der nun höchste Punkt der Wangen wird mit Cremerouge betupft und mit den Fingern nach außen (zur Schläfe) verwischt. Das Gleiche geht natürlich auch mit Puderrouge, der idealer ist, wenn man eher trockene, unruhige oder zu Flecken neigende Haut hat. Das zaubert Frische in Sekunden.
Wenn Sie ein warmer Farbtyp sind, sollten Sie Farben mit einem hohen Gelbanteil wie Koralle, Mango, Terrakotta, Mandarine, Pfirsich wählen. Sind Sie ein eher kühler Farbtyp, so macht Sie ein rosiger, pinkiger Farbton noch frischer. Schön sind hier Altrosé, Rosé, Pink oder Flieder.

Mein Tipp: Ein wenig Glanzcreme auf Wangenknochen, Nasenrücken, Lippenmitte und Lid lässt Ihr Gesicht noch zusätzlich strahlen.

Noch ein Tipp: Geben Sie BRONZER (das ist ein bräunlicher Sonnenpuder) nur ganz leicht mit einem großen Pinsel auf Ihre Gesichtskonturen, also auf Schläfen, Haaransatz, Kinnkontur – und Sie wirken, als kämen Sie gerade aus dem Urlaub!

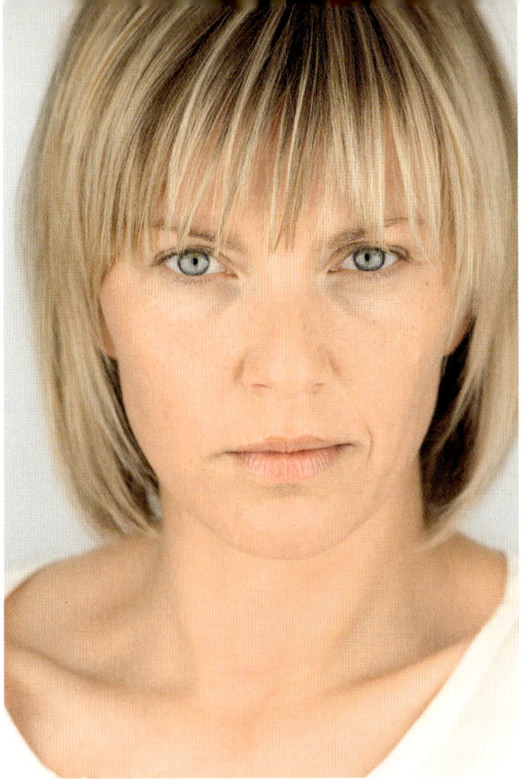
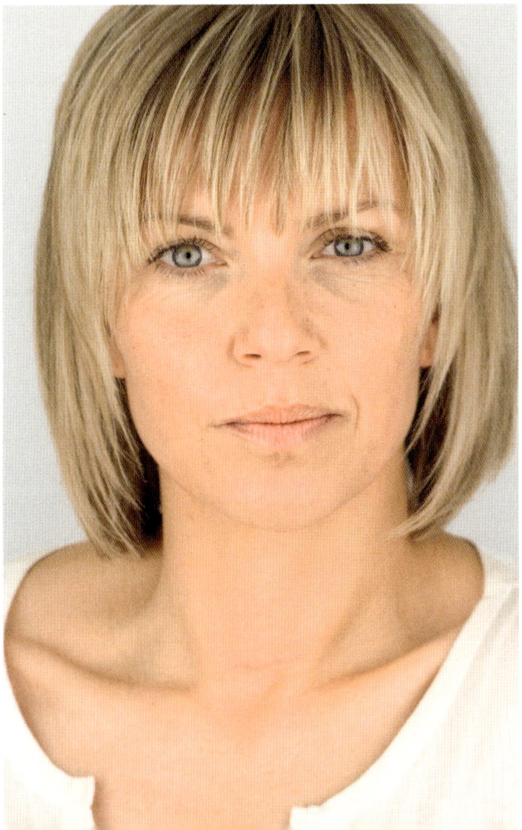
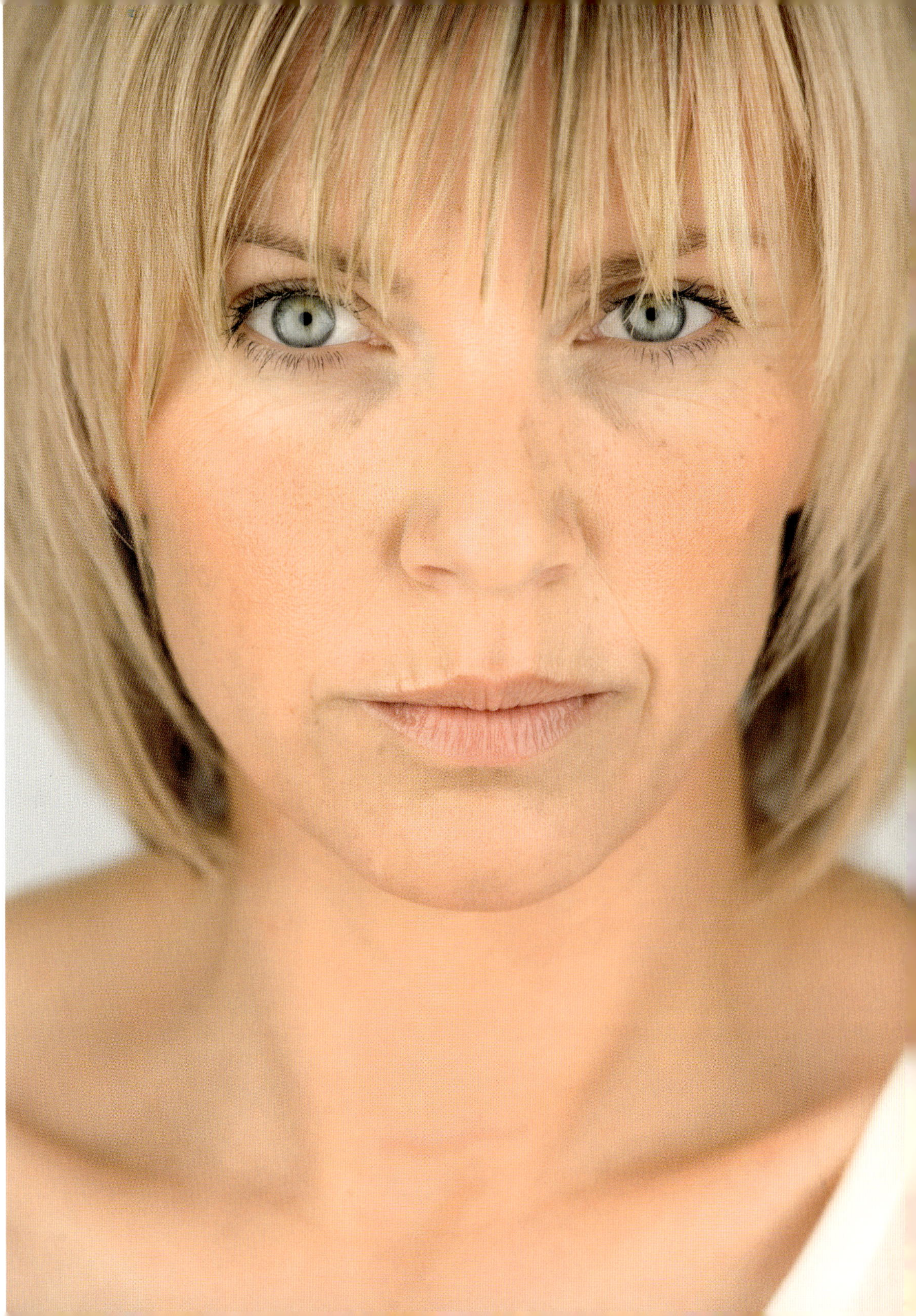

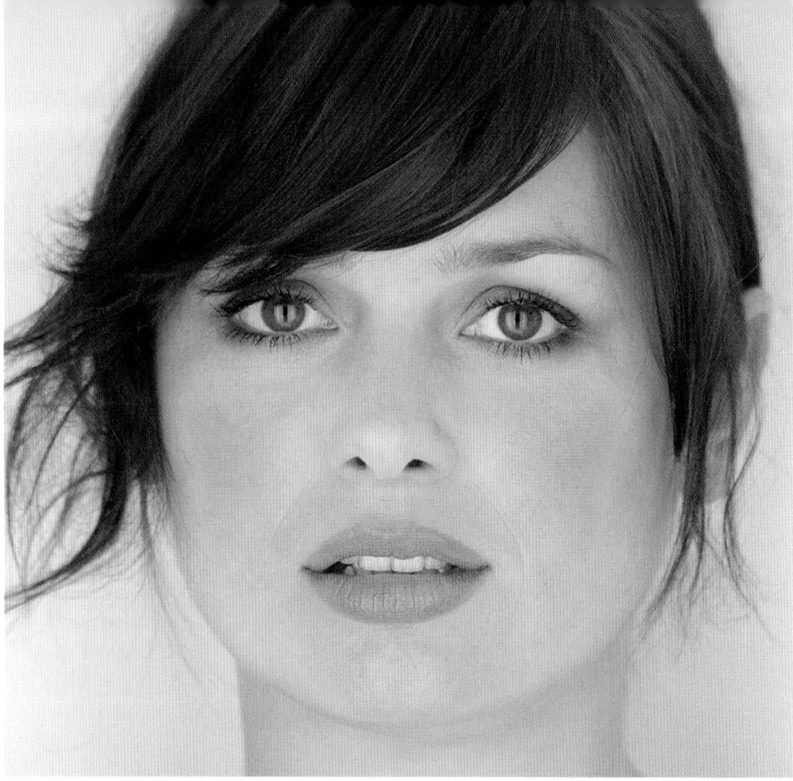
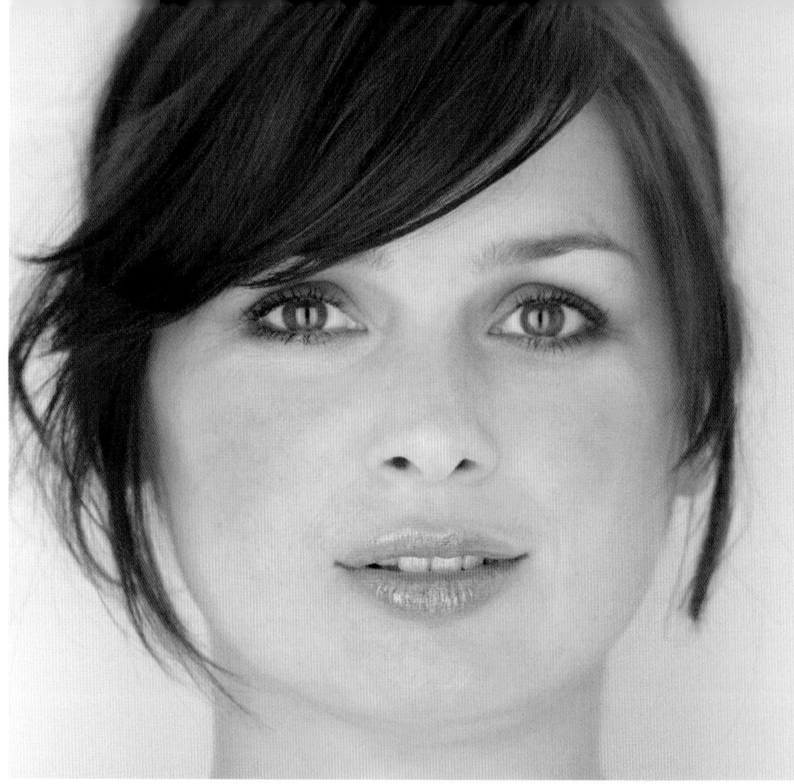
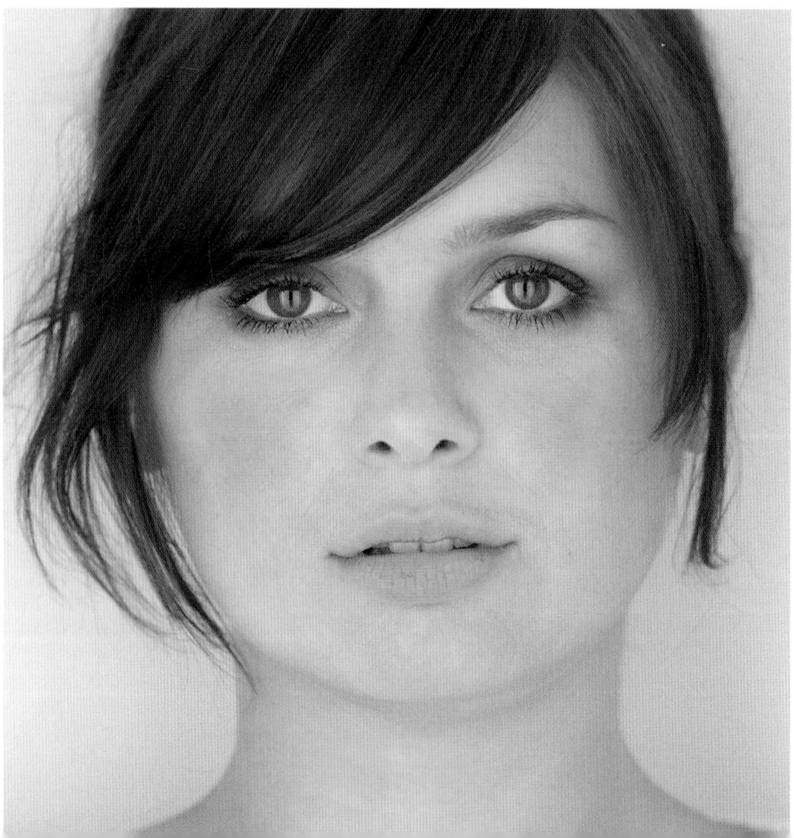
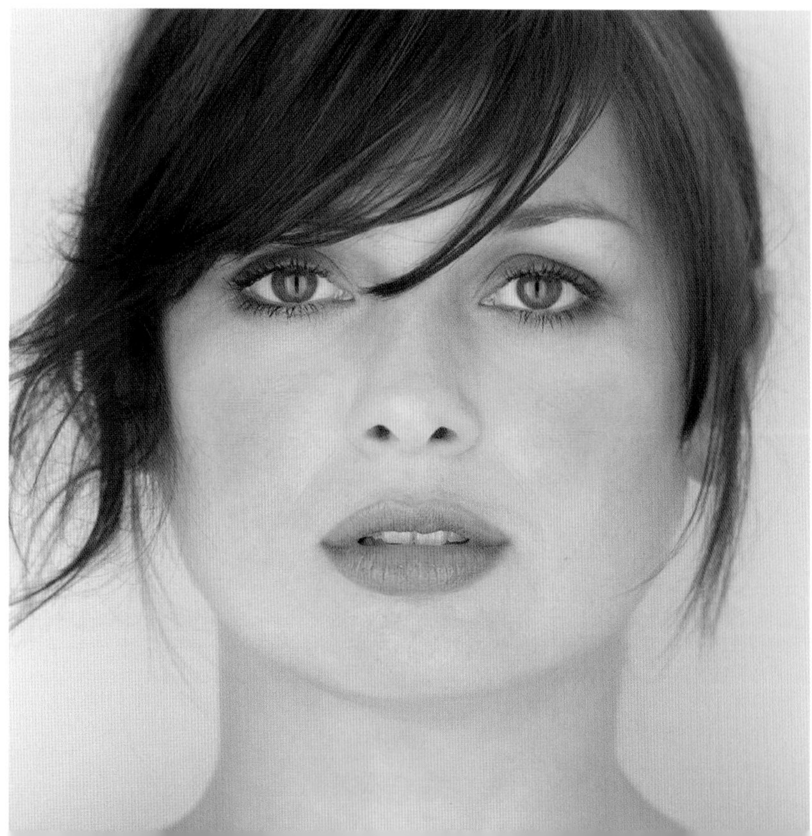

wie kommen meine lippen zur geltung?

Nur gepflegte Lippen sehen voller, geschmeidiger und sinnlicher aus. Pflegen Sie Ihre Lippen mit den nötigen feuchtigkeitsspendenden Produkten, mit einem Stift oder einer Creme. Dadurch sind die Lippen gegen zu große Hitze und Kälte geschützt, die die Lippen stark austrocknen und schuppig werden lassen. Auf spröden, schuppigen Lippen sieht selbst der schönste Lippenstift ungepflegt aus.

Die Wahl des Lippenstifts kann unseren Gesichtsausdruck komplett verändern:

lippgloss kann die Lippen voller und plastischer aussehen lassen.

dunkler, matter lippenstift macht die Lippen kleiner und lässt den Ausdruck auf schon kleinen Lippen verkniffen aussehen.

dunkler konturenstift macht die Lippen auch etwas kleiner und härter und sollte auf jeden Fall mit einem Q-Tip abgetupft werden, damit der harte Kontrast zur Haut etwas gedämpft wird.

heller konturenstift vergrößert die Lippenform optisch.

glanzcreme, auf die Lippenmitte getupft, hebt flache Lippen hervor und macht sie plastischer.

rote lippen sehen schön aus, wenn das restliche Make-up dezent und zurückhaltend bleibt, wenn also nur Augen oder Lippen betont werden. Sonst wird's zu viel. Bitte unbedingt auf den Farbtyp achten: Als kühler Farbtyp wählen Sie ein blaustichiges Rot, als warmer Farbtyp wählen Sie ein gelbliches Rot.

betonte lippen sind ein Hingucker, vorausgesetzt, die Lippen sind gepflegt und die Lippenstiftfarbe passt zum Teint:

warmer farbtyp / goldener hautton: Koralle, Lachs, Mohn, Mango, Pfirsich.

warmer farbtyp / olivefarbene haut: Bordeaux, Braunrot.

kühler farbtyp / helle haut: Himbeere, Kirsche, Rosé, Rosenholz.

kühler farbtyp / gebräunte haut: Kein Pink oder Rosé! Lieber viel Gloss, Mango oder Pfirsichfarben.

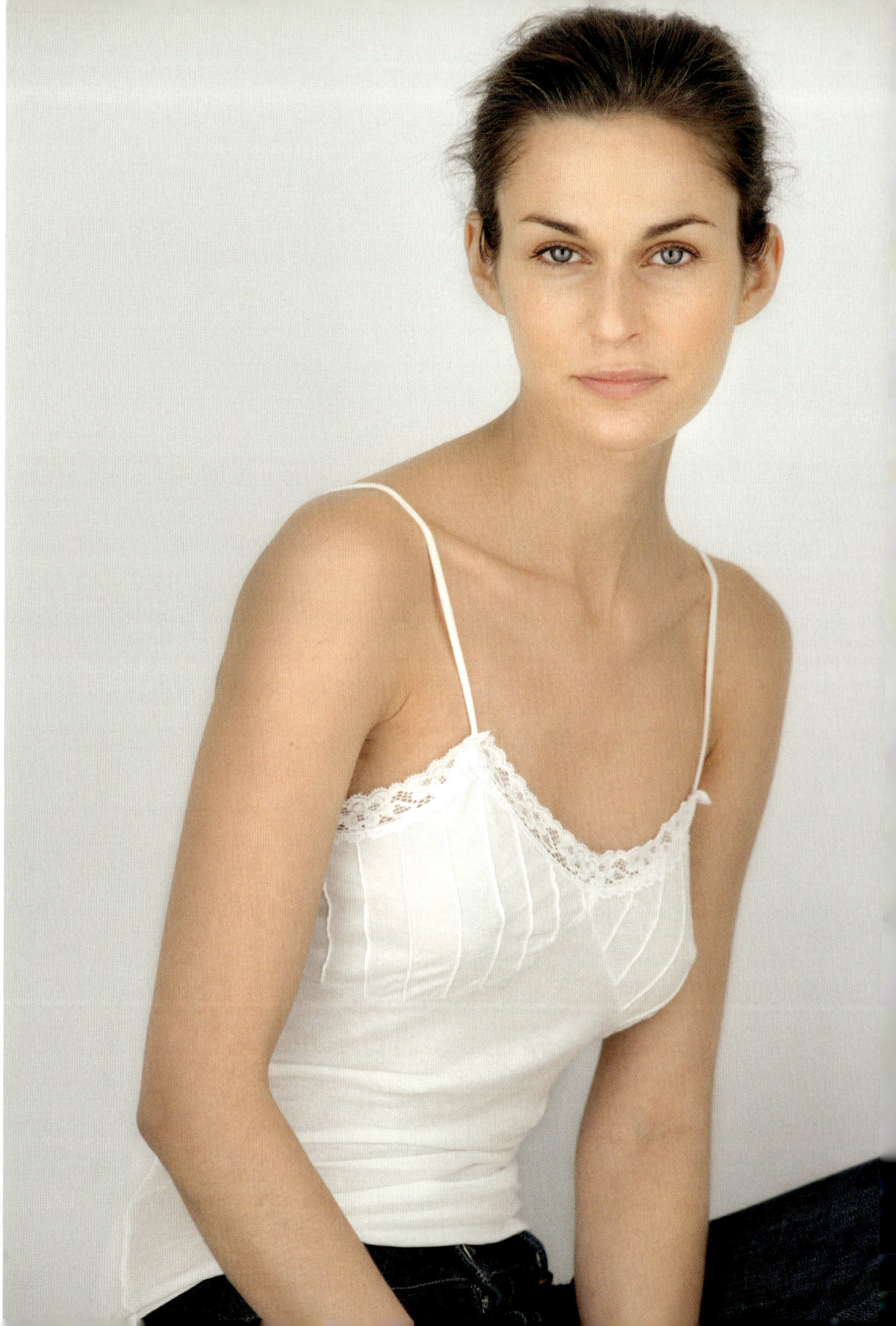

welcher look steht mir?

Zweimal im Jahr bringen die Make-up-Hersteller neue Looks heraus. Zu jeder neuen Mode und auf jeder Modenschau werden neue Make-up- und Haarlooks kreiert. In den Modezeitschriften findet man manchmal Models mit Grün auf den Augen, Balken als Augenbrauen, blauen Lippen und schwarzen Nägeln. Oft sind das sehr schnelllebige Trends. Aber wie den passenden Look für sich selbst finden? Welcher Look macht mich noch schöner und unterstreicht meine Persönlichkeit? Dass das nicht immer gleich aussehen muss, sehen Sie hier bei Katja und auf der nächsten Seite bei Tanja.
Ich kann verstehen, dass man da manchmal den Wald vor lauter Bäumen nicht mehr sieht. Man muss nicht jede Mode mitmachen. Viel schöner ist es, wenn Make-up und Haare authentisch aussehen. Aber es bringt viel Spaß, mit den jeweiligen Trends oder der Mode zu spielen, ohne sie als das Non-Plus-Ultra anzusehen.

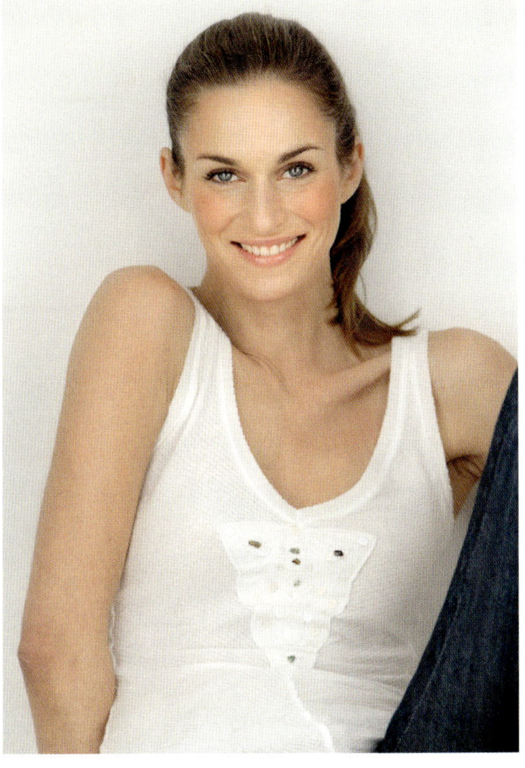

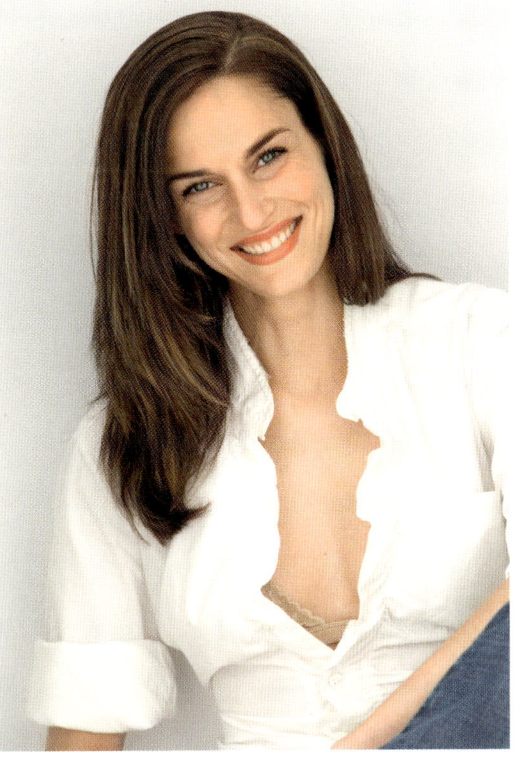

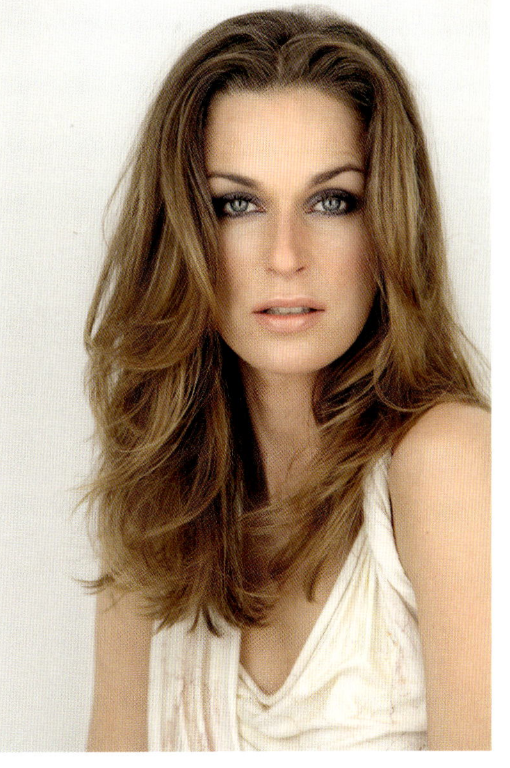

Für einen authentischen Look unterstreichen Sie am besten Ihre Vorzüge. Haben Sie schöne Augen? Ja?! Betonen Sie sie! Mandelförmige Augen sehen mit einem Lidstrich noch exotischer aus. Eine tolle Augenfarbe hebt man am schönsten mit rauchig aufgetragenem Lidschattenpuder hervor (siehe »die lidfalte betonen«, Seite 85). Schöne Haut strahlt noch mehr mit viel Rouge und Glanzcreme etc. Kreieren Sie Ihren eigenen Stil, lassen Sie Ihre Vorzüge zu Ihrem Look werden.
Haben Sie Lust, Ihre weibliche Seite zu betonen? Kneten Sie Ihre Haare wild und wuschelig über den Kopf für einen sinnlichen Look, betonen Sie Ihre Augen mit Kajal, das wirkt geheimnisvoller. Ihre aktive, sportliche Seite wird schön durch einen Pferdeschwanz und Bronzepuder auf den Wangen betont. Ihnen gefällt der cleane, amerikanische Look? Klare Lippenstift-Farben sehen dann gut aus, aber nur, wenn Augen und Wangen dezent geschminkt bleiben.

Achtung: Betonen Sie möglichst nur eine Sache in Ihrem Gesicht, sonst wirkt es leicht überladen und der Betrachter weiß nicht, wohin er zuerst schauen soll. Lenken Sie seinen Blick auf den Teil, den Sie betonen möchten.
Make-up, Haare und Styling senden Signale an unsere Umwelt. Welche Frisur, welches Make-up oder ob Sie eine eckige, kantige, runde oder goldene Brille tragen, all das macht einen großen Unterschied. Wir werden ganz unterschiedlich wahrgenommen. Wenn Sie sich im Spiegel betrachten, dann fragen Sie sich: »Ist das Bild, das ich sehe, authentisch mit dem, das ich von mir zeigen will?«

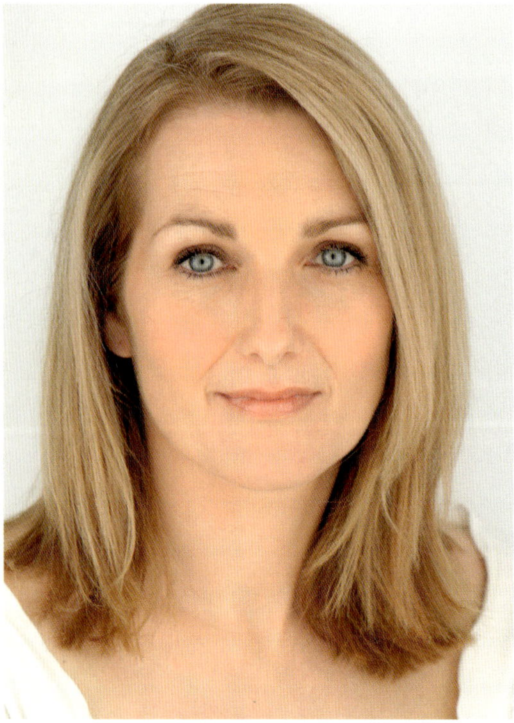
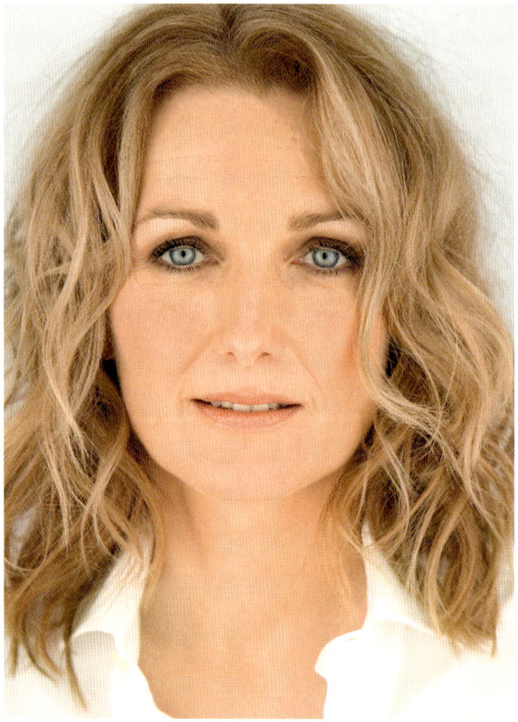
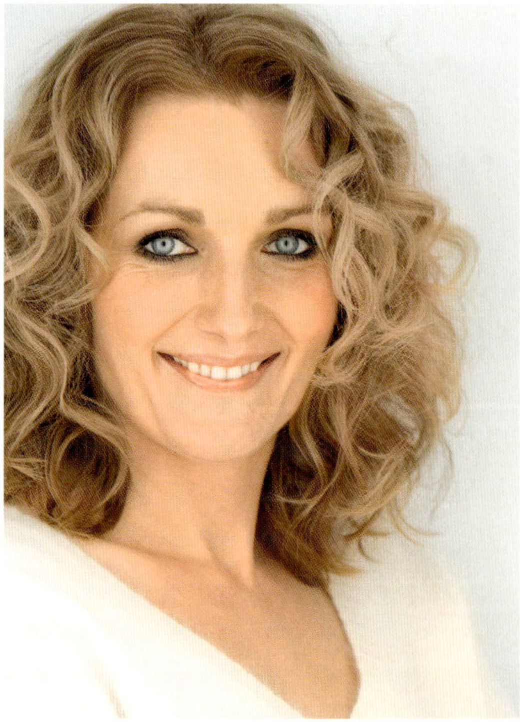

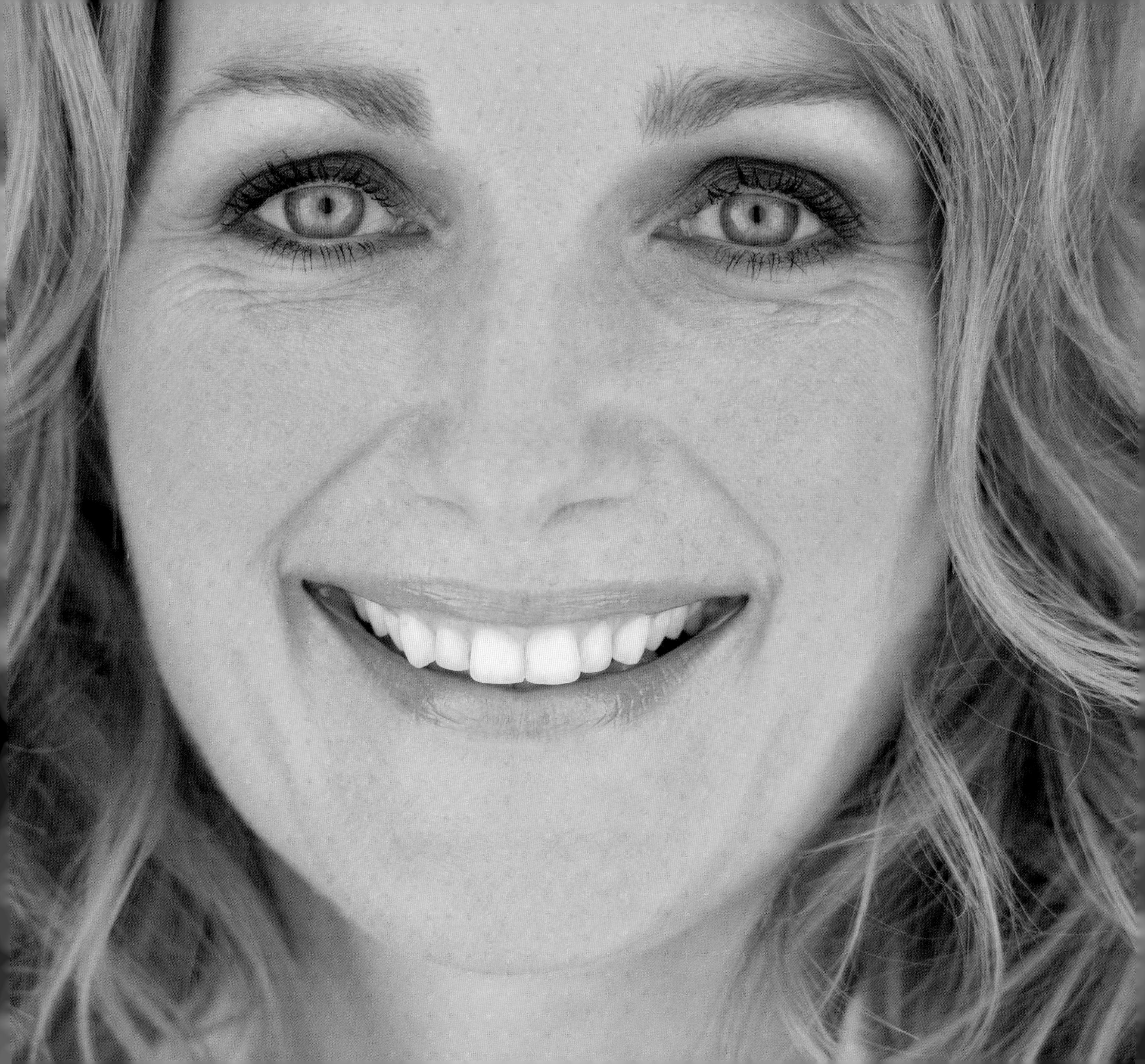

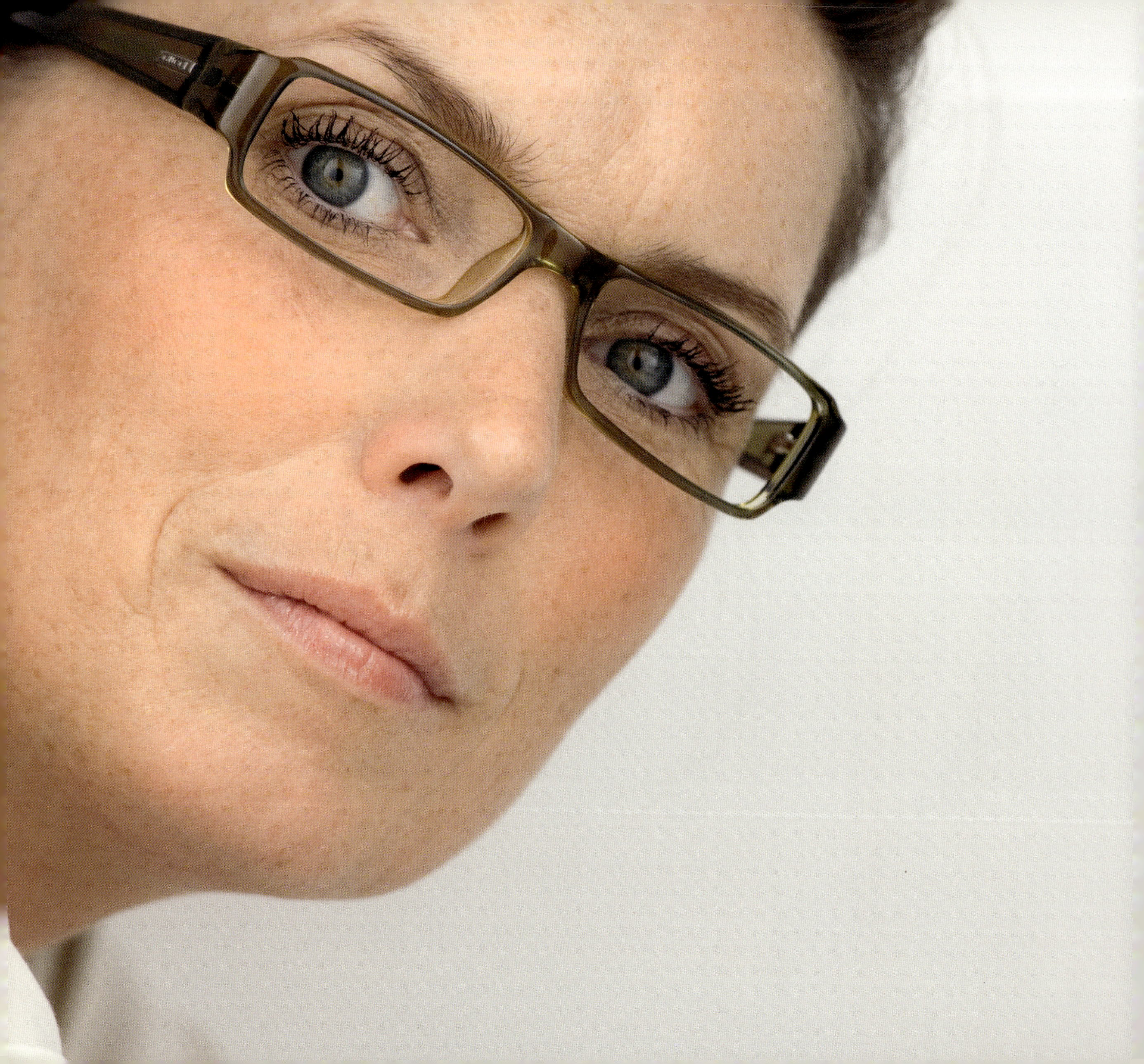

wie sehe ich mit brille toll aus?

Brillen verändern unseren Typ und unser Gesicht komplett. Eine Brille kann dem Gesicht eine geheimnisvolle, verführerische, verspielte, intellektuelle, strenge oder authentische Note geben. Wichtig ist, dass Gesichtsform, Profil, Augenstellung, Nase, Kleidungsstil und Brille harmonieren und das Make-up gut zur Brille passt, denn kleine Patzer werden durch eine Brille eventuell noch ungewollt betont.

Wichtig

Die Augenbrauen bilden neben dem Brillengestell den zweiten Rahmen für Ihre Augen. Die Augenbrauen sollten gepflegt, sauber gezupft und ausgewogen in Form gebracht sein. Erinnern Sie sich: Zwei Drittel der Braue sollten ansteigend sein, das letzte Drittel leicht abfallend. Das lässt die Brauen besonders elegant wirken.

für weitsichtige

Sie sollten Ihre Augen optisch etwas verkleinern, denn je höher die Dioptrienzahl, desto größer wirken Ihre Augen durch das Brillenglas. Schminken Sie Ihre Augen mit matten, dunklen Farben wie Dunkelgrau, Graublau, Khaki oder Beerentönen. Verteilen Sie den dunklen, matten Ton auf dem beweglichen Lid und lassen Sie die Farbe mit einem dicken, weichen Pinsel zur Lidfalte auslaufen.
Kajal oder Lidstrich sind optimal, da sie das Auge etwas verkleinern. Bitte verwischen Sie die Linie immer weich mit einem Q-Tip, sonst malt man sich einen zweiten Rahmen um das Auge, das sieht oftmals zu hart aus.
Wimpern nicht zu kräftig tuschen und keine »Longlash« oder verlängernde Tusche verwenden, das kann leicht klumpig wirken, da weitsichtige Brillengläser wie Lupen wirken und die Augen stark vergrößern.

für kurzsichtige

Brillengläser für Kurzsichtige lassen die Augen kleiner aussehen .Dunkle Farben, harte Linien oder Kajal im inneren Auge verstärken diesen Effekt noch. Helle, irisierende Farben wie Elfenbein, Rosé, Khaki oder Gold sind ideal. Mauve oder Anthrazit in der Lidfalte geben mehr Tiefe und vergrößern das Auge optisch.
Mit Puderlidschatten und hartem, kleinem Pinsel Farbe zwischen die oberen und unteren Wimpern einbringen und sanft umranden. Weißer Kajal im inneren Augenwinkel öffnet kleine Augen. Um den Blick zu öffnen, die Wimpern zweimal kräftig tuschen.

man ist so alt, wie man sich fühlt

Mit zunehmendem Alter verändert sich unser Aussehen meist sehr: Unsere Haare werden grauer (heller), mit zunehmendem Grauanteil meist auch borstiger, die Haut wird dünner bzw. wirkt transparenter, sie wird trockener oder hat vielleicht schon Fältchen.
Durch das Zarter- und Hellerwerden von Haut und Haar zeigt uns die Natur deutlich, das wir beim Thema Farben ebenso zarter und heller mit uns selbst umgehen sollten. Die grauen Haare einfach mit der Haarfarbe zu färben, die wir damals mit 20 Jahren hatten, wirkt nicht mehr stimmig, die Farbe wirkt aufgesetzt und zu hart. Das Make-up sollte jetzt dezent und natürlich sein. Ein guter Friseur und eine Kosmetikerin sollten ein Zeichen Ihrer Wertschätzung für sich selbst sein.
Das Alter ist die Zeit der Ernte. Viele Lebenserfahrungen wurden schon gemacht, eventuell Kinder groß gezogen, im Beruf Erfolge gefeiert. Man kann auf viele Taten und Entscheidungen zurückblicken und die Resultate genießen. Gelassenheit macht sich nur dann breit, wenn einen nichts mehr in der Vergangenheit »festhält«, sondern wenn man wirklich ganz in der Gegenwart lebt.

Stellen Sie sich zu Ihrem gelebten Leben ein paar Fragen:

- Gibt es Dinge, die noch nicht ausgesprochen wurden?
- Gibt es Konflikte, die noch nicht geklärt wurden?
- Tragen Sie Schuld oder Verantwortung für andere Erwachsene?
- Gibt es Menschen, denen Sie noch nicht von ganzem Herzen (für ihre damaligen Entscheidungen) verziehen haben?
- Gibt es noch Träume, die verwirklicht werden wollen?

Genießen Sie Ihren Körper, der Sie schon so lange begleitet. Pflegen Sie sich ausgiebig. Für ein gepflegtes Äußeres gibt es keine Altersgrenze.

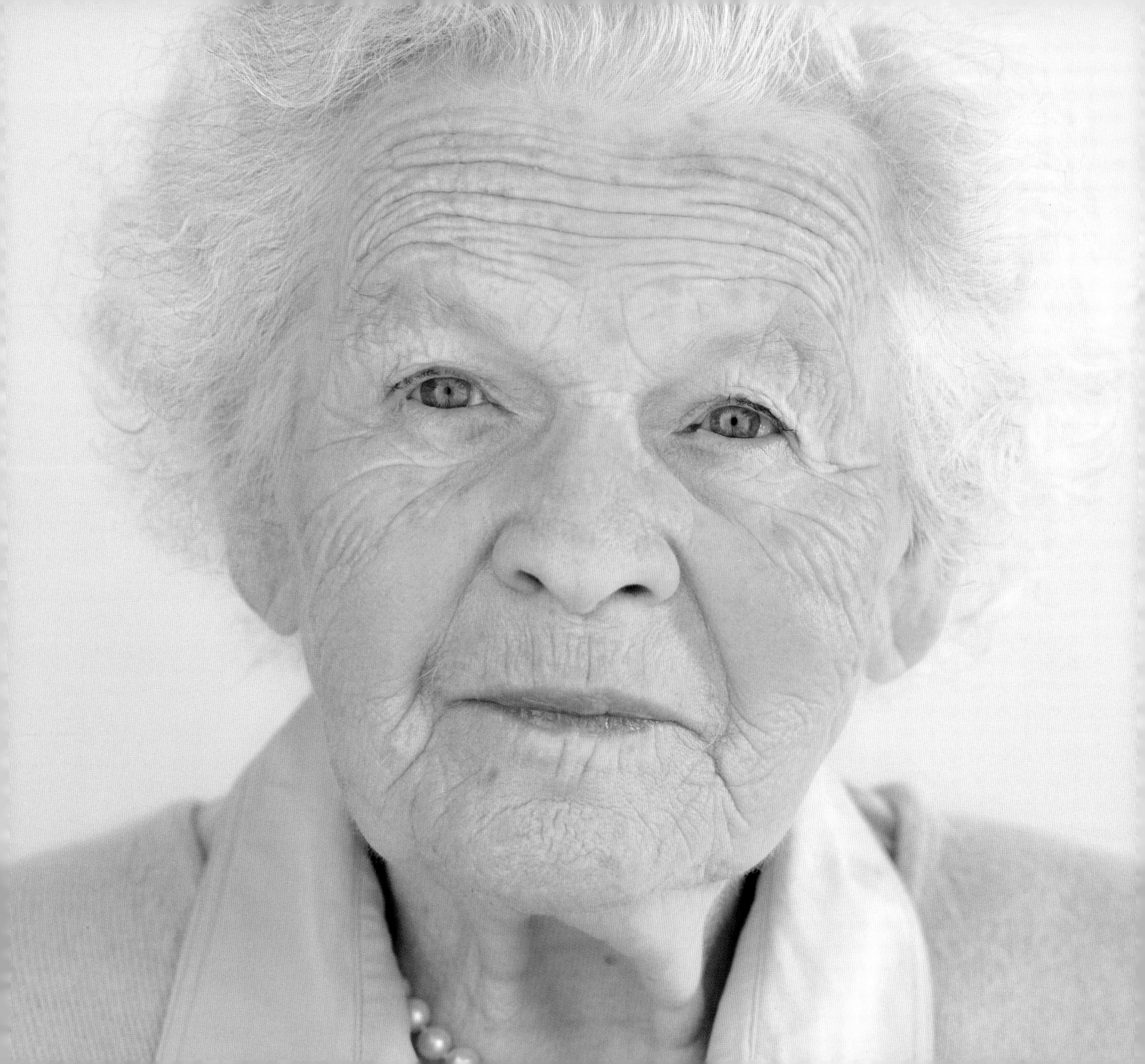

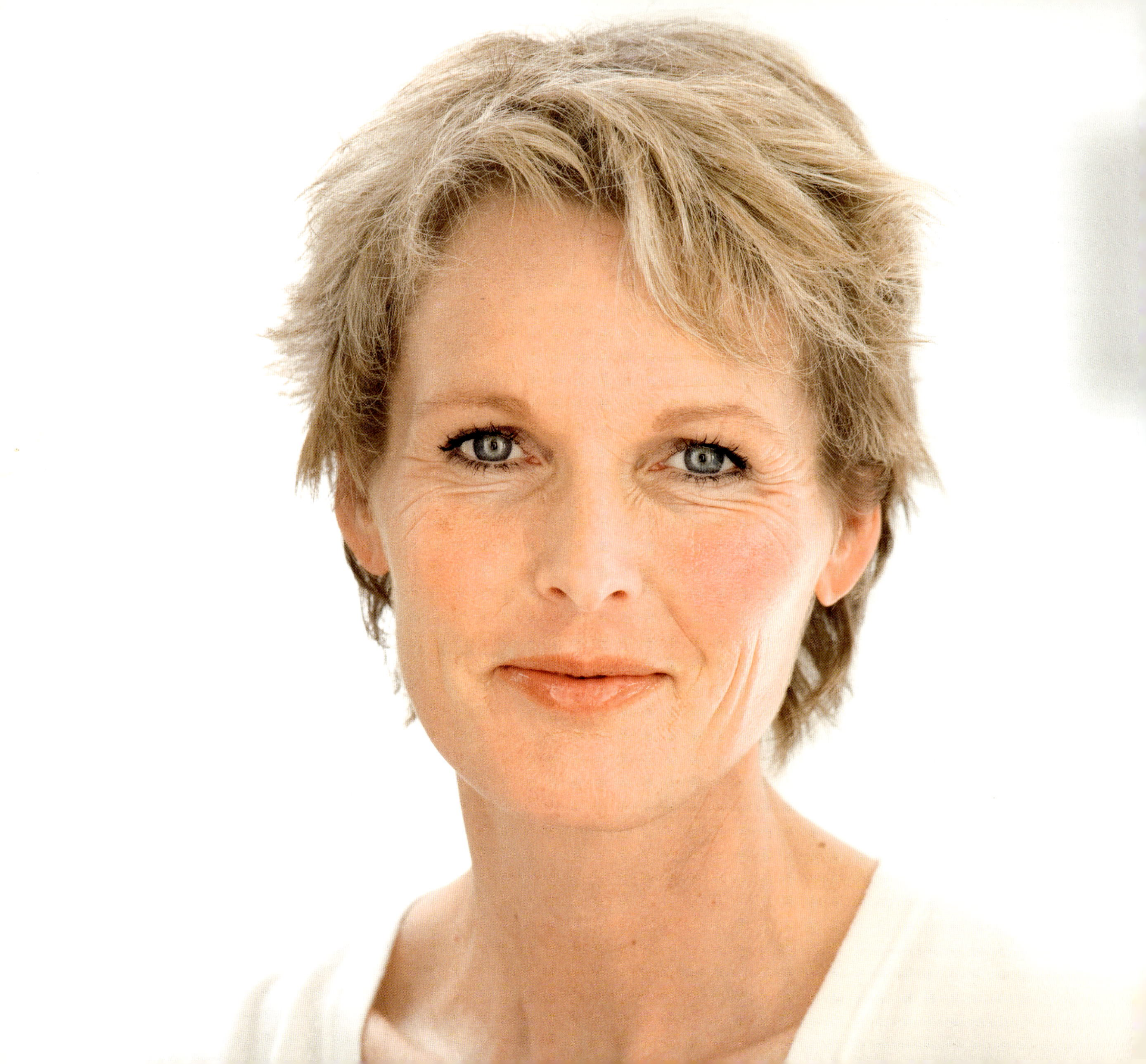

tipps für ein schönes älterwerden

Eine Altersbegrenzung gibt es nur in Ihrem Kopf. Wer sagt, dass man zu alt für irgendetwas ist? Man ist nur so alt, wie man sich fühlt! Also fangen Sie an, sich gut zu fühlen! Seien Sie glücklich, das zeigt sich in Ihrem Gesicht und in Ihrer Ausstrahlung. Unterstützen Sie Ihren Körper mit dem, was Sie essen: frische Kost mit vielen Vitaminen und Mineralien, entschlacken Sie ab und zu. Führen Sie Ihrem Körper Gutes zu. Dunkle Früchte wie Blaubeeren enthalten viele Antioxidantien. Sie schützen vor freien Radikalen, die das Altern beschleunigen sollen.
Schützen Sie Ihre dünner werdende Haut gut vor der Sonne, denn sonst können unschöne Pigmentflecken entstehen. Ungeschützt in der Sonne, wird das Kollagen in der Haut zerstört und es kommt schneller zu Sonnenschäden (weißen Flecken) und Fältchen. Bewegung, frische Luft und genügend Schlaf lassen die Haut strahlen. Reduzieren Sie Stress und ungesunde Gewohnheiten (Rauchen aktiviert Enzyme, die das Kollagen radikal zerstören, die Haut altert schneller). Falls sich auf Ihren Zähnen Gelb oder Grau breitmacht, dann lassen Sie Ihre Zähne beim Zahnarzt weißen (bleachen), denn ein strahlendes Lachen lässt Sie um Jahre jünger aussehen.
Lernen Sie neue, spannende Dinge. Die Volkshochschulen oder Firmen bieten Computerkurse, Theaterkreise oder handwerkliche Kurse (wie Bildhauern, Aquarellmalerei) an. Es stärkt Ihr Selbstbewusstsein ungemein, wenn auch Sie mit Ihrem Enkel per E-Mail kommunizieren können. Lassen Sie sich inspirieren!

Für einen frischen Look

- Benutzen Sie ein leichtes Make-up, um die verschiedenen Hauttöne im Gesicht auszugleichen.
- Betonen Sie Ihre Augen mit schwarzer oder brauner Wimperntusche.
- Schenken Sie Ihrem Gesicht Frische durch Cremeblush.
- Benutzen Sie einen Lippenkonturenstift in Ihrer Lippenfarbe. Klare Lippenkonturen geben Kontur, wenn die Gesichtskontur etwas weicher wird.
- Betonen Sie Ihre Lippen mit getöntem Lipgloss.
- Lassen Sie sich vom Farbspezialisten beraten. Jeder gute Friseur hat dafür speziell ausgebildete Experten. Foliensträhnen in einem helleren und einem dunkleren Farbton gleichen unschöne Salz-und-Pfeffer-Haarfarben aus. Goldtöne (Cognac, Honig etc.) schmeicheln warmen Farbtypen. Bei kühlen Farbtypen lassen helle Beige- und Blondtöne (Foliensträhnen) schon vorhandenes Grau eher blond erscheinen.

Vermeiden Sie

- zu dunkle Haarfarben oder Augenbrauen. Sie wirken zu hart auf heller Haut.
- schillernde Farben auf dem Lid. Sie heben Fältchen stärker hervor.
- eine zu starke Lippenkontur. Sie lässt schmaler werdende Lippen noch dünner wirken.
- gelbliche Zähne. So wirkt auch unsere Haut älter.
- sich Sorgen zu machen. Sorgen und Ängste lassen Sie schneller altern als ein Nachmittag im Sonnenschein.

Wenn Sie gern jünger aussehen und sich glücklicher fühlen möchten, brauchen Sie eine optimistische Einstellung zu den Dingen. Lassen Sie das Glas lieber halb voll, als halb leer sein. Gehen Sie auf Ihre Träume zu. Auch in kleinen Schritten, denn die verleihen Ihnen das Selbstbewusstsein für die nächsten, vielleicht schon etwas größeren Taten. Und denken Sie daran: Die Veränderung ist immer nur einen Schritt weit entfernt.

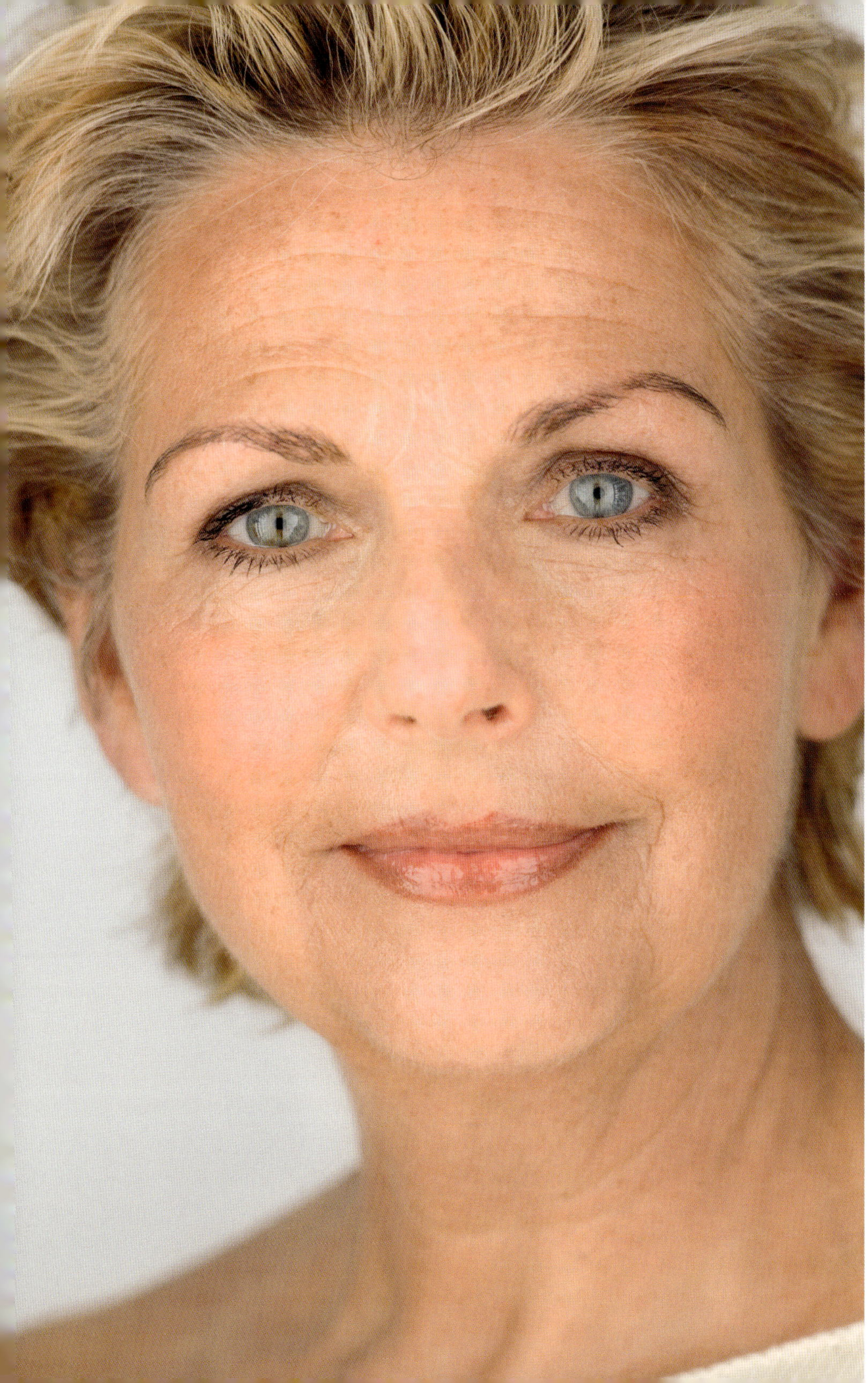
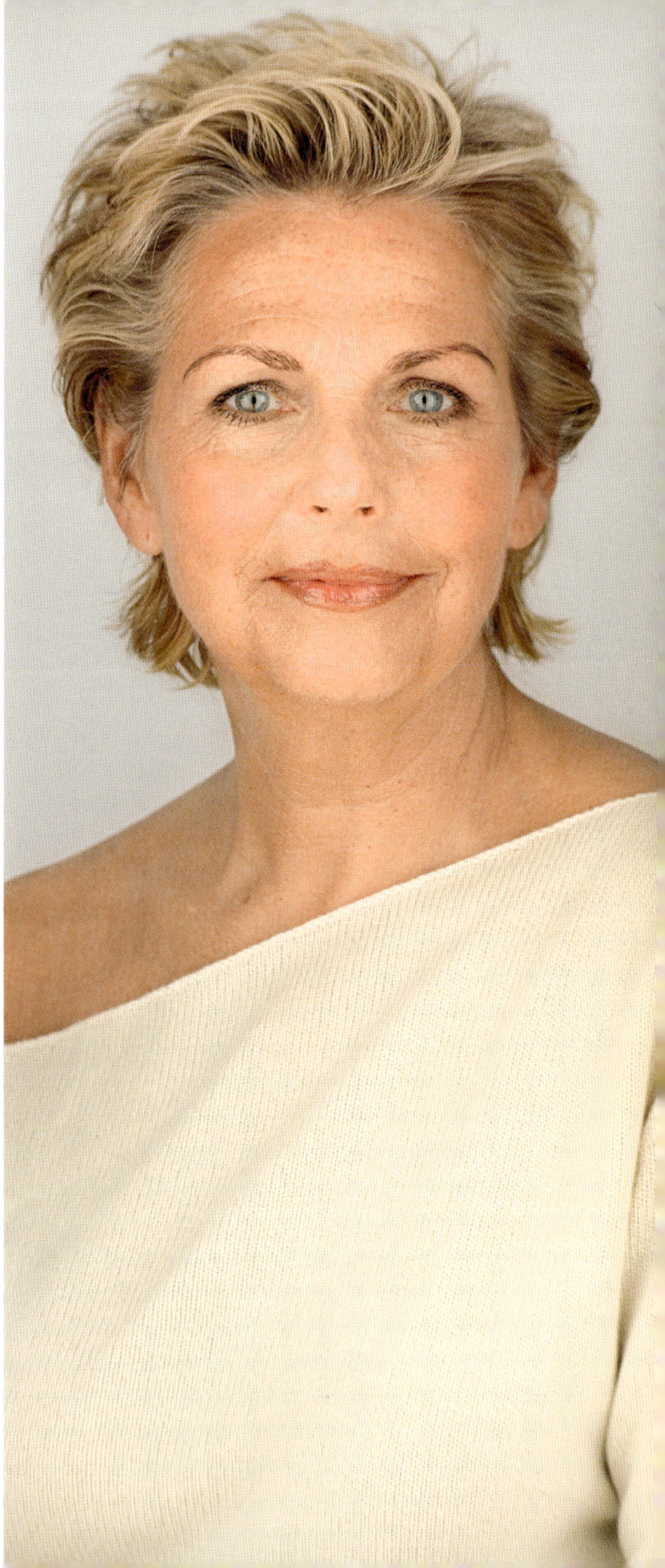

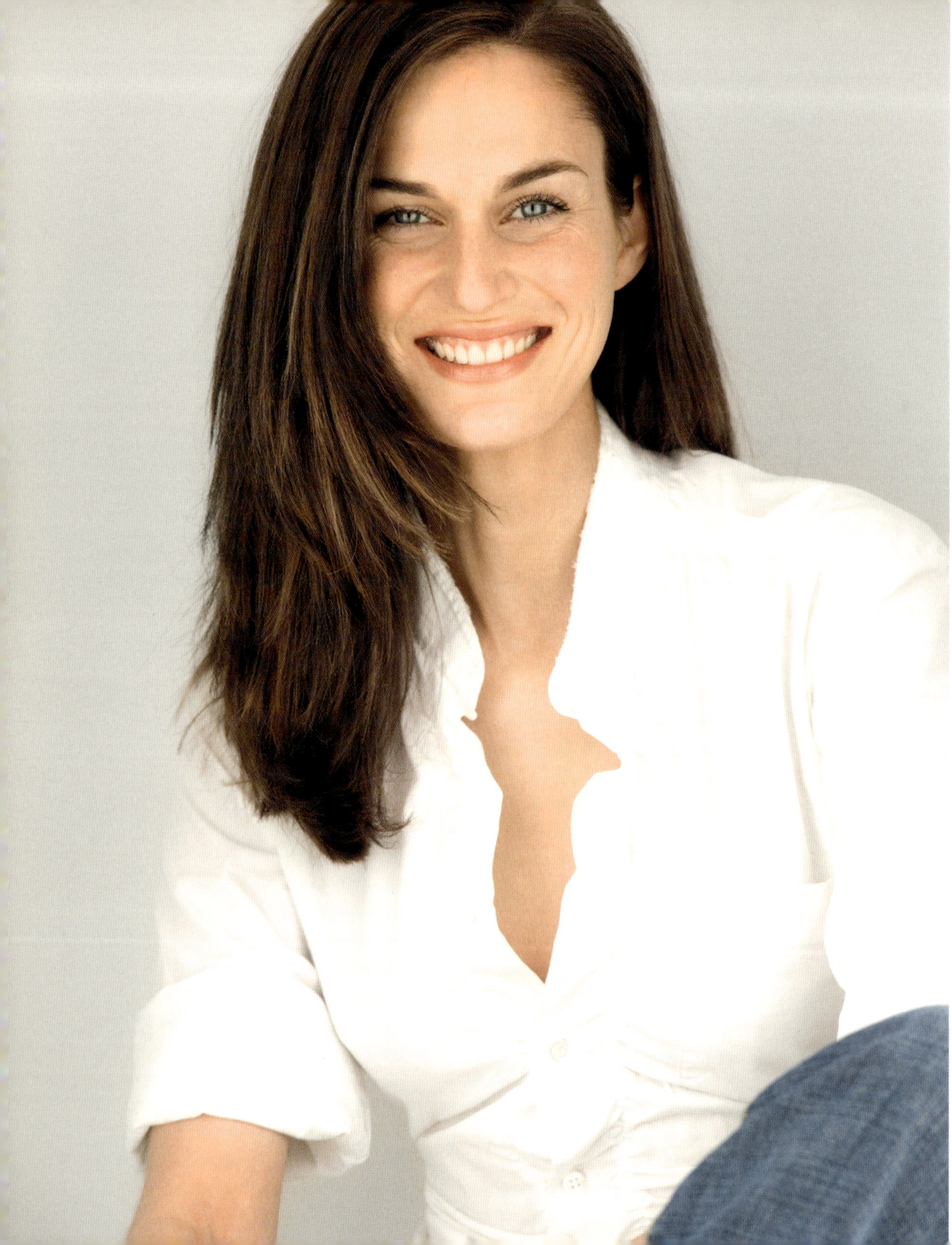
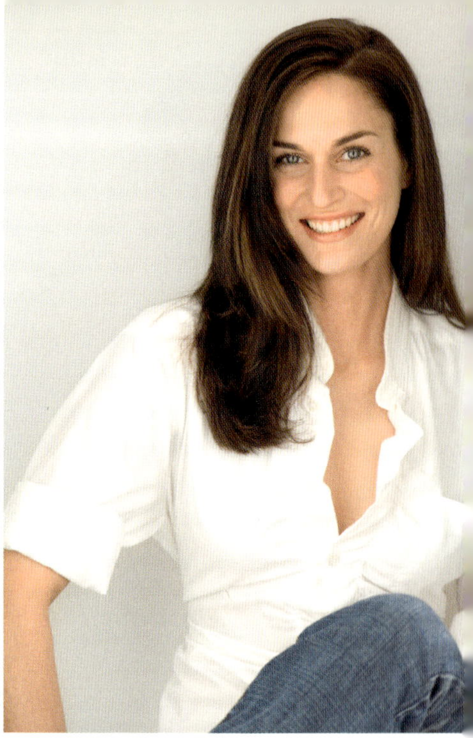
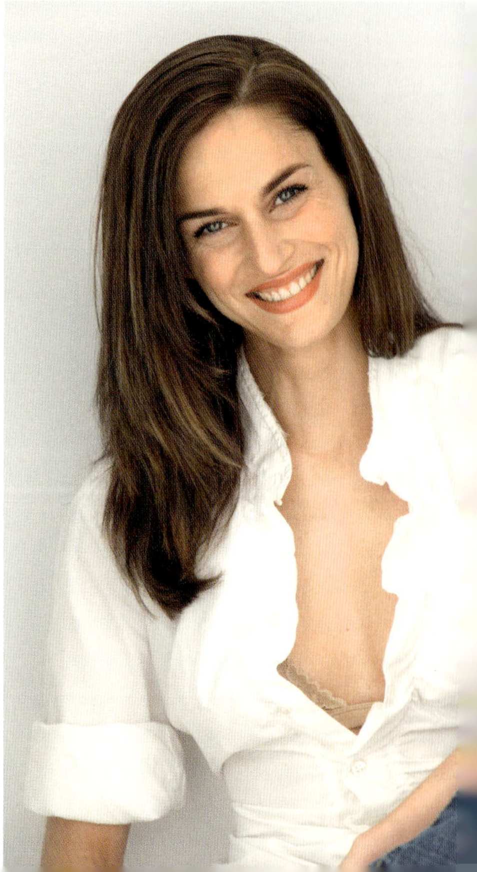

gut getroffen auf fotos

Jeder kennt das: Auf Fotos findet man sich häufig komisch, nicht gut getroffen. Man fragt sich: »Bin das wirklich ich?« Es gibt einige Tricks, um auf Fotos toll auszusehen:

- Als Erstes: Bitte keine Scheu, seien Sie einfach Sie selbst. Das wirkt besser und natürlicher, als wenn man verkrampft ist.
- Lassen Sie den Fotografen auf 1–2–3 zählen, so sind Sie vorbereitet. Dann zeigen Sie ihm das Schönste, was Sie zu bieten haben: IHR LÄCHELN!
- Gucken Sie direkt in die Kamera, drehen Sie sich leicht seitlich und stellen Sie ein Bein nach vorn. Selbst Topmodels lassen so Ihre Hüften schmaler wirken.
- Tragen Sie ein helles Oberteil (etwa eine weiße Bluse mit schönem Ausschnitt). Das reflektiert und wirkt wie ein Aufheller gegen Schatten im Gesicht. Sie werden frischer aussehen. Toll sehen auch dunkle Oberteile auf dunklem Hintergrund aus, sprechen Sie mit dem Fotografen und bringen Sie eventuell unterschiedliche Oberteile mit.
- Losen Puder über das Gesicht stäuben, denn matte Haut sieht schöner aus auf Fotos. Zu viel Glanz auf Nase, Stirn und Kinn wirkt auf dem Foto speckig.

Bitte vermeiden Sie

- dunklen, matten Lippenstift. Er macht Ihre Lippen auf Fotos kleiner und lässt den Ausdruck eher verkrampft rüberkommen.
- irisierenden, hellen Lidschatten. Er lässt Ihre Augen eher klein und geschwollen aussehen.
- stark gemusterte Kleidung oder wilde Farben. Sie lenken von dem Wichtigsten ab: *Ihrem Gesicht und Ihrer Ausstrahlung!*

wie sehe ich schön auf meiner hochzeit aus?

Diesen schönen Tag sollten Sie vor allem von ganzem Herzen genießen und sich nicht um Ihr Aussehen kümmern müssen. Sie sollten zum Anbeißen aussehen und nicht so, als wären Sie vom vielen Organisieren der letzten Tagen total geschafft.

das steht ihnen auf der hochzeit

- Tragen Sie ein zartes, dezentes Make-up. Zu starkes, zu dunkles, buntes oder verruchtes Make-up passt nicht zum Anlass. Ein transparentes, pastelliges Make-up sieht am schönsten aus.
- Wasserfeste Wimperntusche bleibt auch dann am Platz, wenn uns das Glück Tränen in die Augen treibt.
- Rosiger Cremeblush sieht schön zu weißen Kleidern aus.

alles zur richtigen zeit

Frisur: Vereinbaren Sie mit dem Friseur schon ca. vier Wochen vor dem großen Tag einen Besprechungstermin. Nehmen Sie Fotos oder Zeitungsausschnitte von Frisuren mit, die Sie mögen. So kann mit dem Friseur abgesprochen werden, was für den großen Tag noch gebraucht wird, eventuell Haarteile bzw. Extensions. Und es können auch Farbbehandlungen oder Schnitte auf diesen Tag abgestimmt werden. Sie können sich dann am Hochzeitstag ganz vertrauensvoll in seine Hände begeben und verwöhnen lassen.
Fragen Sie Ihren Friseur, ob er an diesem Tag zu Ihnen nach Hause kommen kann, das spart Ihnen viel Zeit und gibt Ruhe. Es wäre schade, wenn die schöne Stimmung dahin ist, weil Sie auf dem Weg zum Friseur im Stau stecken, oder Sie gestresst sind, weil Sie die gewünschte Frisur nicht hinbekommen.

Make-up: Achten Sie beim Make-up darauf, keine unnötigen Flecken auf der Kleidung zu hinterlassen. Schön ist ein Bademantel, dann muss nichts mehr über den Kopf und die fertige Frisur gezogen werden. Engagieren Sie einen Visagisten oder eine Visagistin, der bzw. die Sie schönstmöglich und professionell für Ihre Hochzeit stylt.

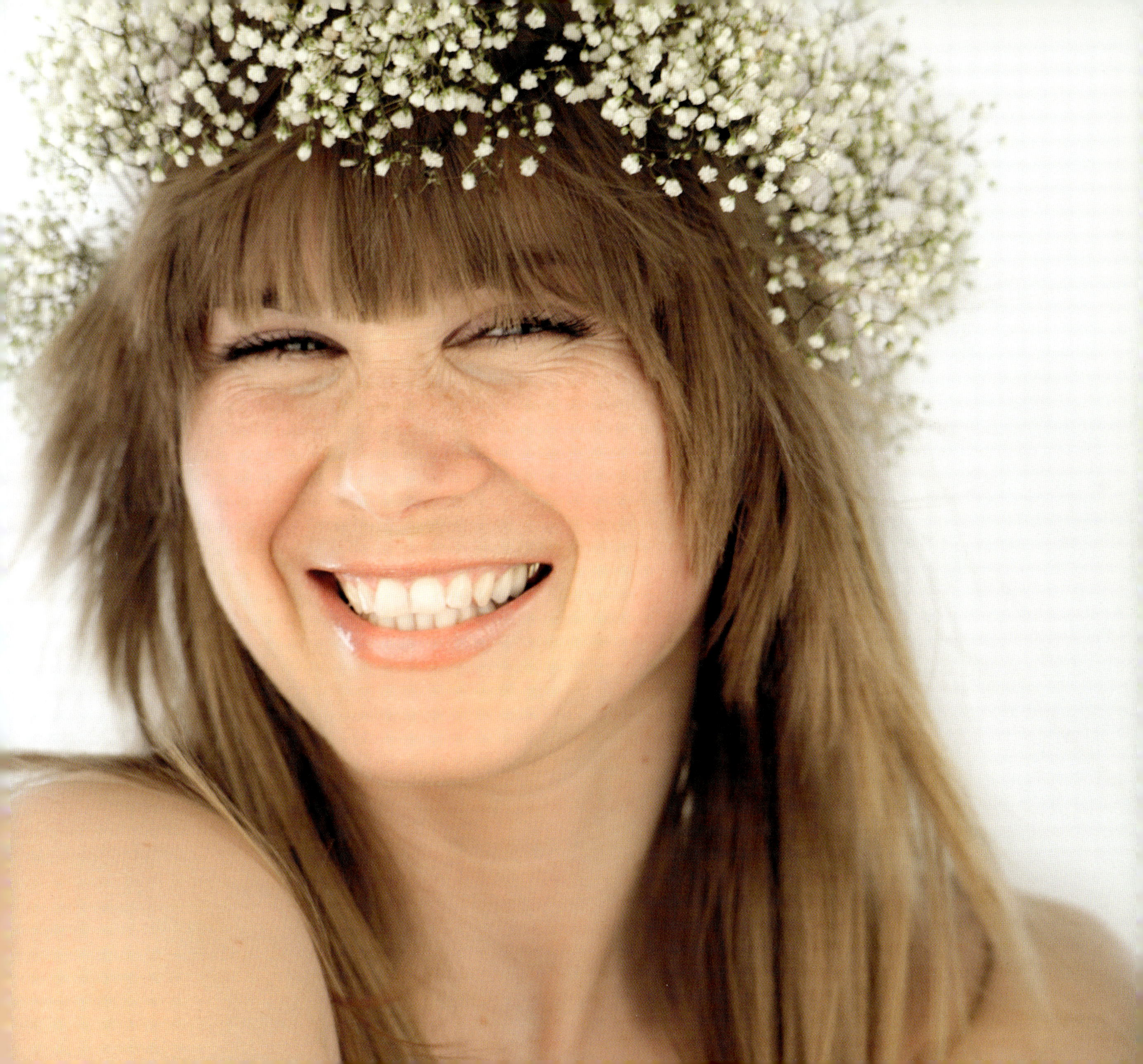

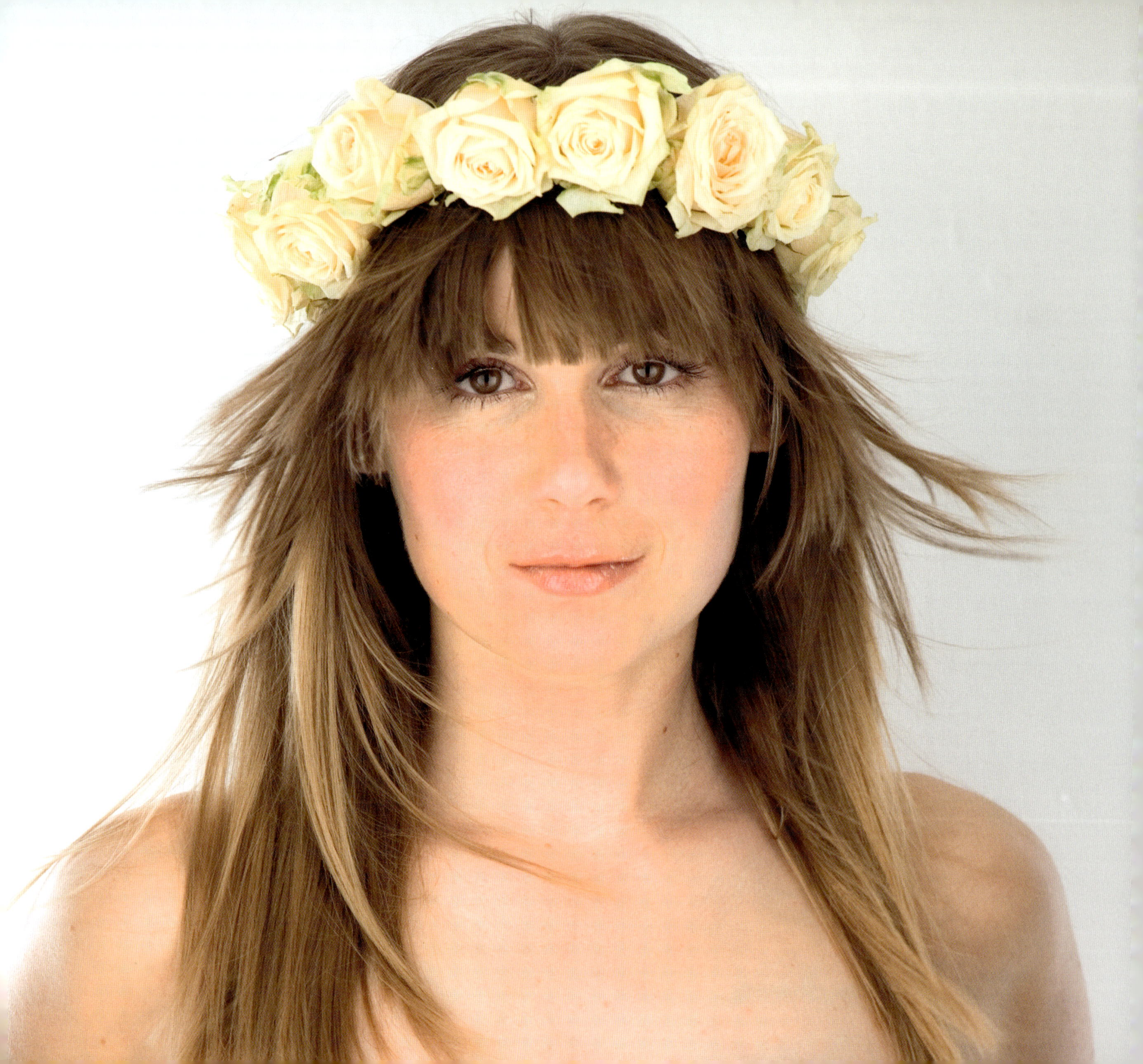

möchten sie sich lieber selbst um ihr make-up kümmern?

ein paar wichtige tipps:

- Tragen Sie nach der Tagescreme ein leichtes Make-up auf das Gesicht auf. Streichen Sie das Make-up von der Gesichtsmitte nach außen. Auf Übergänge am Hals achten!
- Lichtreflektierenden Concealer um Augen, Nase und Lippen auftragen und einklopfen.
- Losen Puder großzügig mit einem großen Pinsel über das ganze Gesicht stäuben. Das ist wichtig, damit auf den späteren Fotos nicht zu viel Glanz sichtbar wird und das Make-up den Tag über an seinem Platz bleibt.
- Die Augenbrauen sollten schön geformt, aber für diesen »Look« nicht zu stark oder zu dunkel betont werden. Füllen Sie die Augenbrauen mit Puder in Ihrer Haarfarbe oder etwas heller aus. Ein Augenbrauengel hält die Härchen den Tag über schön in Form.
- Vor dem Auftragen des Lidschattenpuders losen Puder auf die Augenlider auftragen. Selbst beim späteren Tanz bleibt der Lidschatten so an seinem Platz. Wählen sie eine helle, vielleicht leicht irisierende Lidschattenfarbe. Betonen Sie Ihre Augen durch dunklen Puder, den Sie zwischen die oberen Wimpernhärchen setzen. Wimpern tuschen, aber bitte mit wasserfester Wimperntusche. So kann die ein oder andere Glückssträhne Ihrem Make-up nichts anhaben und Sie können ungestört in schönen Gefühlen schwelgen.
- Eine Braut sieht schön aus mit leicht erröteten Wangen. Selbst wenn der Polterabend lange war, sollten Sie zum Anbeißen frisch aussehen. Geben sie dafür rosigen Cremeblush auf die Wangen und etwas Glanzcreme auf die Wangenknochen.
- Mit Lipliner die Lippen umranden, ausfüllen und überpudern. Zwischendurch und vor dem offiziellen Foto etwas rosigen Lipgloss auf die Lippen auftragen, das verfeinert den sinnlich frischen Ausdruck während Ihrer Hochzeit.

gut zum dabeihaben:

- Puderpapier, um zwischendurch Nase, Stirn und Kinn abzupudern.
- Lipgloss, auf die Lippenmitte getupft, lässt Sie auf Fotos oder nach dem Essen schnell wieder frisch aussehen.
- Taschentücher verhindern bei spontanen Tränen kleine Katastrophen.

wie komme ich im job gut rüber?

Beim Vorstellungsgespräch zählt der erste Eindruck, für den man bekanntlich keine zweite Chance mehr hat. In den ersten sieben Sekunden entscheidet das Gegenüber unbewusst über Sympathie oder Antipathie. Frisur, Make-up, Kleidung und Farben senden unmittelbar Signale ins Unterbewusstsein des Gegenübers. Besonders beim Vorstellungsgespräch und im Berufsleben ist es wichtig, sich dieser oft subtilen Signale bewusst zu sein. Ihr Erscheinungsbild signalisiert, wie Sie sich selbst verstehen; ob Sie achtsam und pfleglich mit sich umgehen. Für Chefs ist das ein Signal, wie Sie mit anderen oder Ihrer Arbeit umgehen. Gut gepflegt wirken Sie selbstbewusster, stärker, mutiger und spontaner, können besser verhandeln und besser verkaufen. Zeigen Sie sich von Ihrer besten Seite.

- Achten Sie auf frisch gewaschene Haare. »Grunge-Look« wird im Büro oft als ungepflegt missverstanden.

- Legen Sie ein natürliches Make-up auf, das Ihre Vorzüge dezent unterstreicht und nicht überdeckt. Bei zu starkem Make-up am Tag hat man leicht das Gefühl, es gibt etwas zu verstecken. Zeigen Sie offen, wie Sie sind und stehen Sie selbstbewusst zu sich.

- Beige- oder roséfarbene Lippen drücken sachliche Kompetenz aus.

- Akzentuierte Augenbrauen verleihen dem Gesicht einen besonders willensstarken Ausdruck. Wichtig: Der Augenbrauenstift sollte höchstens einen Ton dunkler als die Haarfarbe sein. Sonst wirkt er unnatürlich und zu streng. In Situationen, in denen Sie Nähe, Wärme und Sanftheit ausstrahlen wollen, betonen Sie die Brauen lieber nicht noch extra durch Farbe oder Kontur. Lieber nur mit einem Brauengel in Form bürsten.

- Zaubern Sie sich mit Bronzer auf den Wangen Frische und Sonne ins Gesicht. Mit einem großen Pinsel Bronzer auf Wangen, Schläfen, Kinn und Dekolleté stäuben. Ihr Gesicht strahlt, sie wirken gesund und ausgeruht. Das gibt dem Chef das Signal: Hier achtet jemand gut auf sich und steht für sich selbst ein!

- Sanfte, helle Lidschattenfarben strahlen Ausgeglichenheit, innere Ruhe und Zuversicht aus. Schön für Teamarbeiter oder für die Arbeit am Menschen. Dunkler geschminkte Augen wirken willensstark und durchsetzungsfähig. Gut für Meetings, in denen Sie Ihre Ideen verkaufen möchten. Bitte kein Schwarz nehmen (siehe unten). Anthrazit, Grau und Khaki setzen das Signal: »Guckt mir in die Augen, ich habe euch etwas Wichtiges zu erzählen.« Aber bitte weich abgetönt. Ein sexy Katzenauge wirkt hier unprofessionell.

- Gepflegte Hände spielen beim Reden eine große Rolle. Cremen Sie Ihre Hände am Vortag reichlich ein, zarte gepflegte Hände hinterlassen einen besseren Eindruck als trockene, spröde Hände. Vorsicht bei langen und farbigen Nägeln, zu viel Krallen zu zeigen, ist beim Vorstellungsgespräch oder im Meeting nicht ratsam.

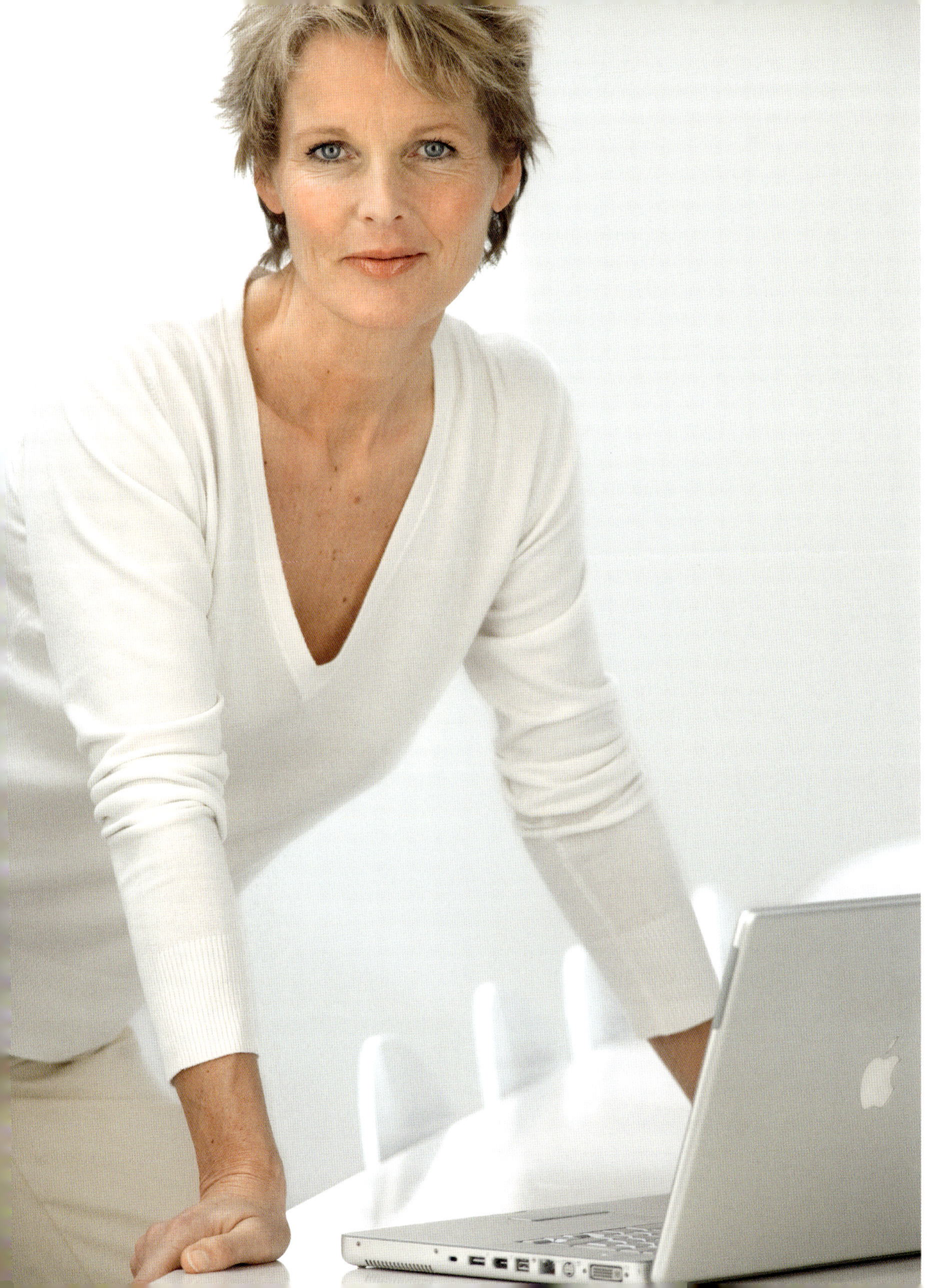

Besser nicht!

- Kleiden Sie sich nicht zu sexy, lieber schlicht, modisch. Sie wollen doch nicht durch Ihr Sexappeal, sondern durch Ihr kompetentes Fachwissen im Gedächtnis bleiben, oder?

- Ein schwarz geschminktes Katzenauge oder starker, roter Lipgloss ist etwas für den Abend, im harten Tageslicht wirken sie maskenhaft und zu sexy, also eher unprofessionell.

- Roter Lippenstift ist ein »Hingucker«. Rot steht für sinnliche Leidenschaft und Lebensenergie (wirkt auf viele Männer sehr sexy). Vorsicht bei solchen Signalen im Job, man wird oftmals fachlich nicht ganz ernst genommen. Alle Blicke werden zwar an Ihren Lippen kleben, oftmals aber aus einer anderen Intension heraus.

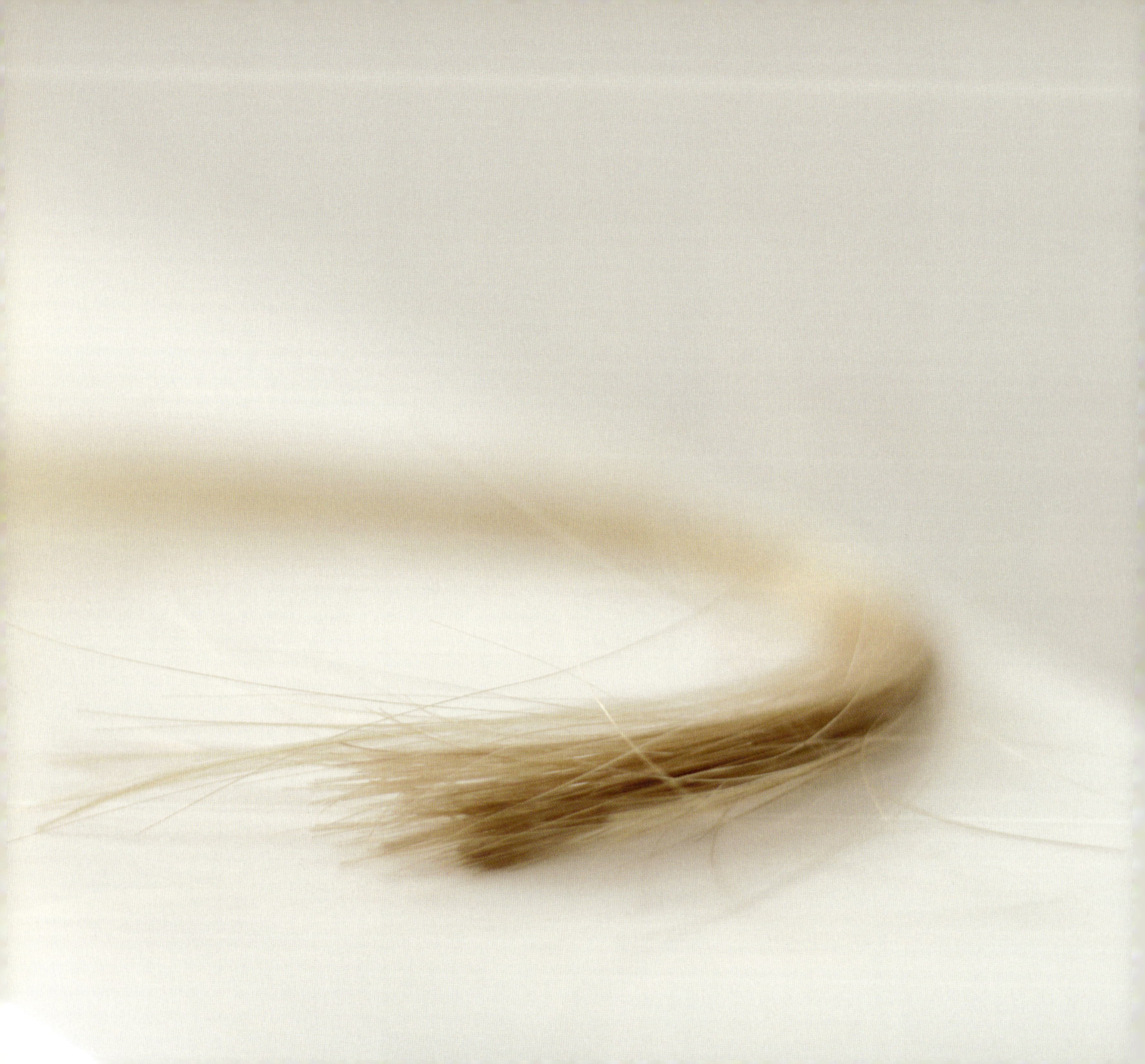

haare

wie kann ich meine haare verschönern?

Man kann nicht alle Haare über einen Kamm scheren, Haare sind so individuell wie wir selbst. Und wenn wir ganz genau sind, passen Sie auch sehr gut zu unserer jeweiligen Persönlichkeit. Eine Frau mit wuscheligen Locken hat meist auch etwas Wildes, Temperamentvolles und würde mit glatt geföhnten Haaren zu gezähmt und adrett wirken. Ein Mensch mit sehr feinem Haar hat meist auch eine zarte, sensitive Persönlichkeit.

Was für eine Haarqualität Ihnen die Natur mitgegeben hat, gibt meist viele Hinweise auf Ihre Natur oder Ihren Typ. Meiner Beobachtung nach sieht der Mensch mit seiner ursprünglichen Haarstruktur am stimmigsten aus. Auch ich habe meine lockigen Haare früher jeden Morgen glatt gequält – und bin jetzt sehr dankbar für so viel mehr Zeit im Alltag.

Wenn wir Haarschnitt und Pflege auf unsere Haarbeschaffenheit ausrichten, können wir uns viel Mühe sparen und unsere Haarqualität optimal unterstützen. Es kostet viel mehr Zeit am Morgen, eigentlich lockiges Haar glatt zu zwingen oder glattes lockig. Meist haben wir das Haar, das zu uns passt. Mit kleinen Tricks machen Sie Ihre vermeintliche Schwäche zur unverwechselbaren Stärke.

haarfarbe

Die Haarfarbe kann das Aussehen und den Typ des Menschen komplett verändern. Die falsche Haarfarbe lässt uns müde und abgespannt aussehen. Dagegen verleiht uns die farblich passende Haarfarbe neue Frische und kann uns aussehen lassen, als kämen wir gerade aus dem Urlaub. So viel Macht in einer Tube! Damit nichts schief gehen kann, muss man seinen Hautton genauer unter die Lupe nehmen:

Gelblichen Hauttönen (warmen Farbtypen) stehen warme Haarfarben oder Strähnen beispielsweise in Honigblond, Cognac, Haselnussbraun, Rehbraun oder Kupfer.

Zu hellen, rosigen Hauttönen (kühlen Farbtypen) passen kühle Haarfarben bzw. Strähnen, am besten in Silber, Hellblond, Beigeblond, klarem Braun oder Bordeauxrot.

Für komplette Färbungen darf die neue Farbe nur zwei Töne von der Naturhaarfarbe abweichen, sonst sieht die Farbe unnatürlich aus. Man braucht dann eine perfekte Haut oder sollte sich mehr schminken, um nicht elend auszusehen.

Strähnen zaubern tolle Licht- und Schatteneffekte ins Haar. Sie geben dem Haar Tiefe und beleben Haut und Haar:

- Gekämmte Strähnen, zwei bis drei Nuancen heller, zaubern einen natürlichen »Beach Look«, als käme man erholt vom Strand.
- Feine Foliensträhnen, über den ganzen Kopf verteilt, verändern die Haarfarbe (dunkler oder heller) auf ganz natürliche Weise.
- Dickere Strähnen zaubern tolle Effekte in lockiges Haar.

Lassen Sie sich von Ihrem Friseur beraten, was Ihre Haarqualität noch schöner zur Geltung bringt und Ihre Einzigartigkeit unterstützt.

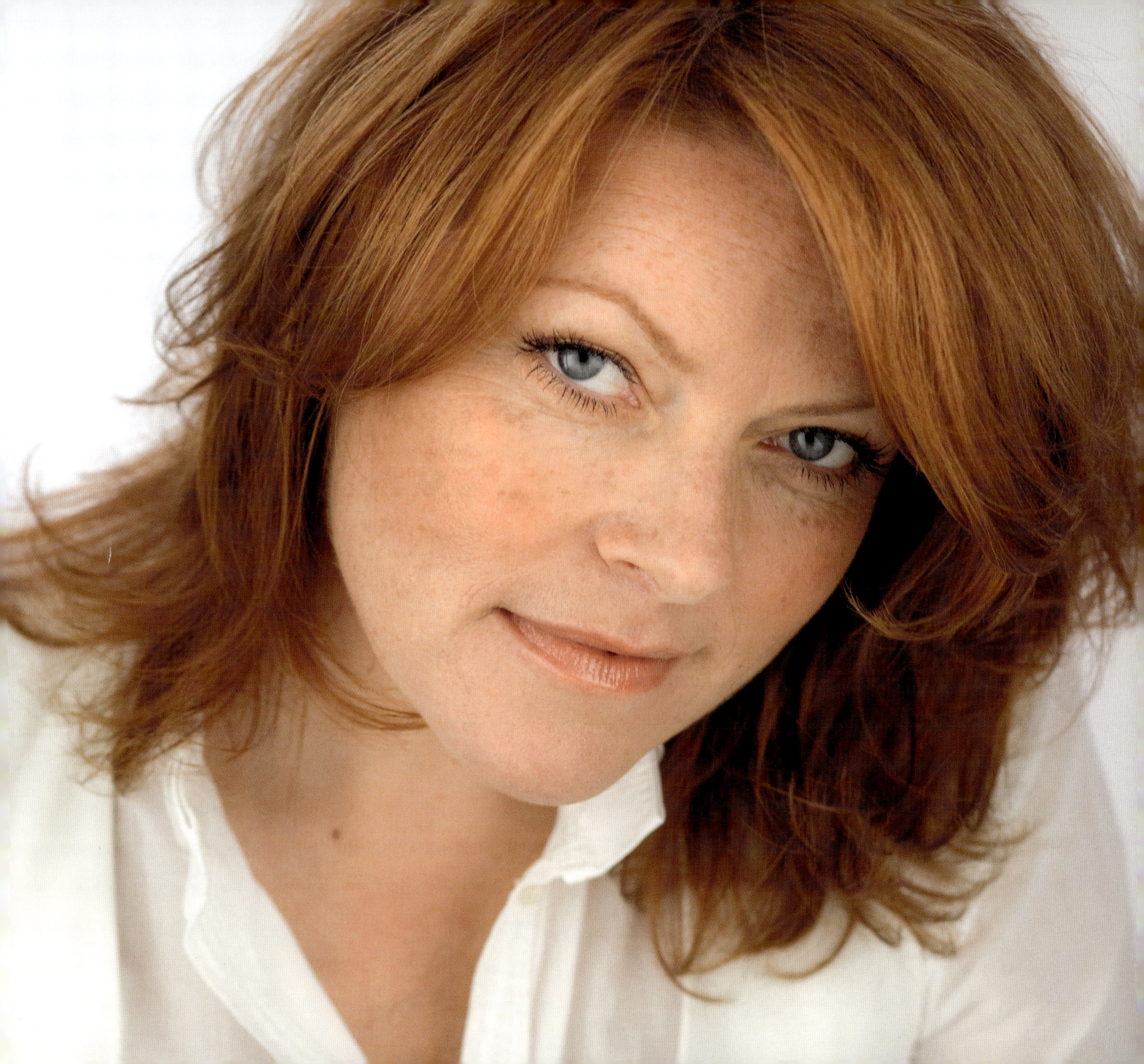

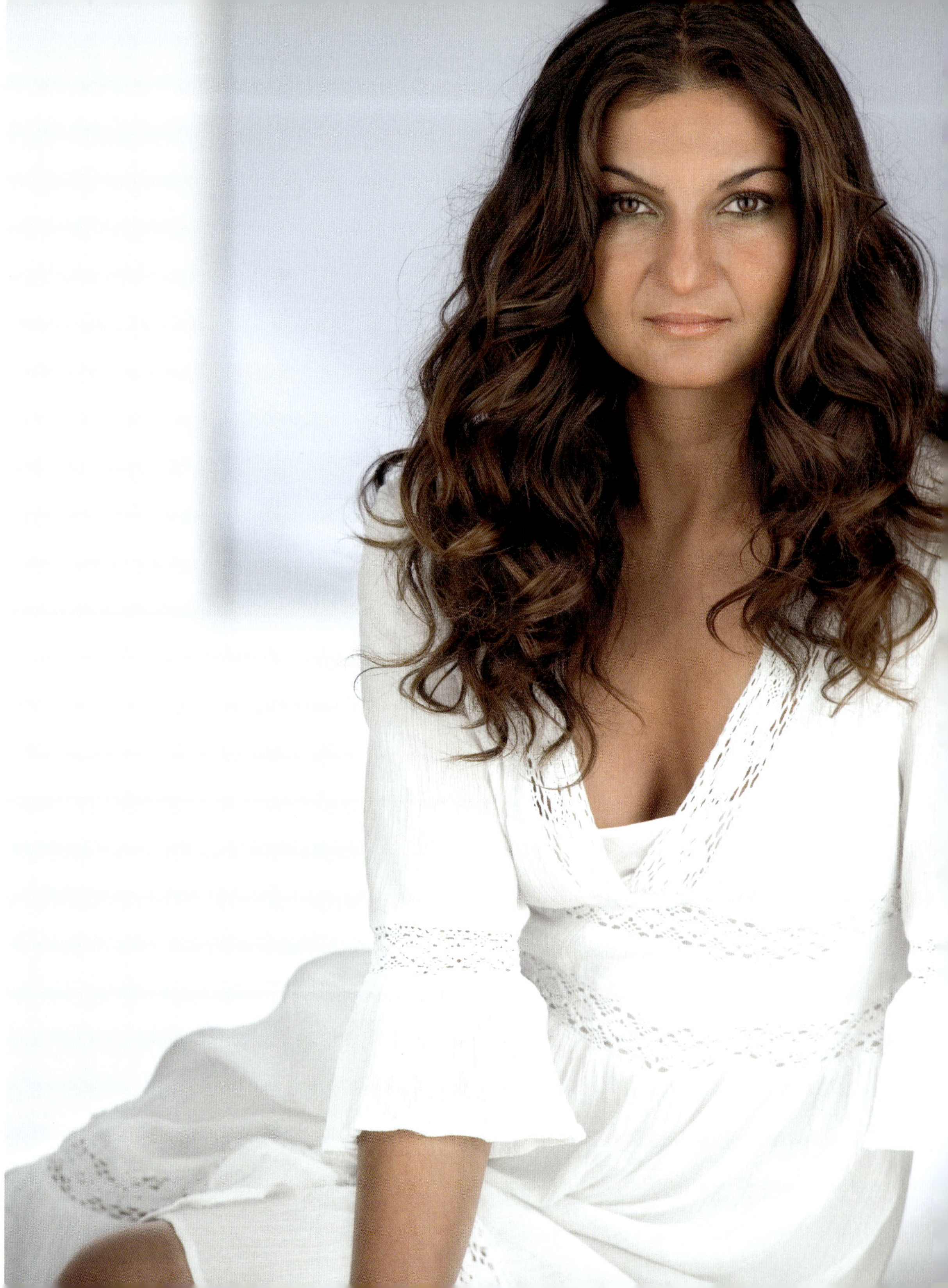

locken

pflege

Shampoo und Spülung für lockiges Haar enthalten viel Feuchtigkeit, damit die Locken nicht trocken und störrisch sind, sondern sich schön kringeln. Naturkrauses Haar nicht täglich waschen – und unbedingt eine Spülung in die Spitzen geben. Die nassen Haare mit einem grobzinkigen oder Afro-Kamm durchkämmen. Während des Tags nicht bürsten, das macht die Haare stumpf und glanzlos.

schnitt

Welliges Haar hängt sich schnell glatt, wenn das Haar am Oberkopf zu lang ist. Ideal sind hier viele Stufen, so hat das Haar Kraft, sich zu locken und hängt nicht schlapp herunter, sondern fällt schön voluminös. Das Haar nie zu kurz schneiden, sonst entsteht der »Pudel-Look«, denn naturkrauses Haar zieht sich selbst bei Millimeterarbeit beim Schneiden sehr stark zusammen. Afro-Friseure kennen sich super mit krausen Haaren in allen Variationen aus und informieren gerne über verschiedene Stylingvarianten.

styling

Welliges Haar nach dem Waschen an der Luft trocknen und immer mal wieder über den Kopf aufschütteln, das bringt Volumen. Damit sich die Haare schön kringeln, gibt es viele Locken- oder Beach-Sprays. Für einen etwas dramatischeren Look die Haare über Kopf auf lauer Föhnstufe mit den Händen kneten, danach wieder zurück werfen und mit etwas Bodylotion in Form zupfen. Tipp: Ein wilder, unfrisierter Look steht diesen Haaren am besten.

Naturkrauses Haar immer nur abends bürsten und morgens nur mit etwas Wasser aus der Sprühflasche ansprühen, damit es sich kringelt und nicht straff absteht. Wer seine Locken betonen möchte, gibt ein Pflegeschaum/Gel nach dem Waschen in das handtuchtrockne Haar und lässt es lufttrocknen. Soll das Haar glatter werden, hilft ein glättendes Produkt. Damit fällt das Föhnen über die Rundbürste deutlich leichter und das sonst eher spröde Haar erhält viel Glanz.

feines haar

pflege

Feines Haar muss jeden Tag gewaschen werden, weil es schnell nachfettet. Volumenshampoo ist optimal für diese Haare. Spülung oder Pflegesprays bitte niemals in die Nähe des Haaransatzes bringen, das ist zu viel Pflege und macht das Haar am Ansatz platt. Spülung und Pflegesprays bitte nur in die Spitzen geben.

schnitt

Feines Haar benötigt einen akkuraten Haarschnitt. Schön sind längere Deckhaare oder ein Pony. Stufen in unterschiedlichen Längen geben Fülle. Über Schulterlänge sieht feines Haar selbst bei einem Superschnitt leider sehr strähnig aus. Kurze Haare schön stufig schneiden (da gibt es eine Menge frecher Frisuren) und durch Styling Volumen ins Haar bringen. Extras: Strähnen geben dem Haar mehr Fülle, weil die Farbe das Haar anraut und es so nicht so flach aneinander liegt.

styling

Viele Stylingprodukte machen feines Haar schwer. Bitte nur etwas Volumenschaum am Ansatz verteilen und das Haar mit einer Bürste gegen den Strich föhnen.

Mein Tipp:
Trockenshampoo oder Babypuder auf die Ansätze stäuben und gegen den Strich bürsten, das macht feines Haar griffiger und voller. Haarspray nicht auf die Frisur, sondern kopfüber aufsprühen, das gibt mehr Fülle.

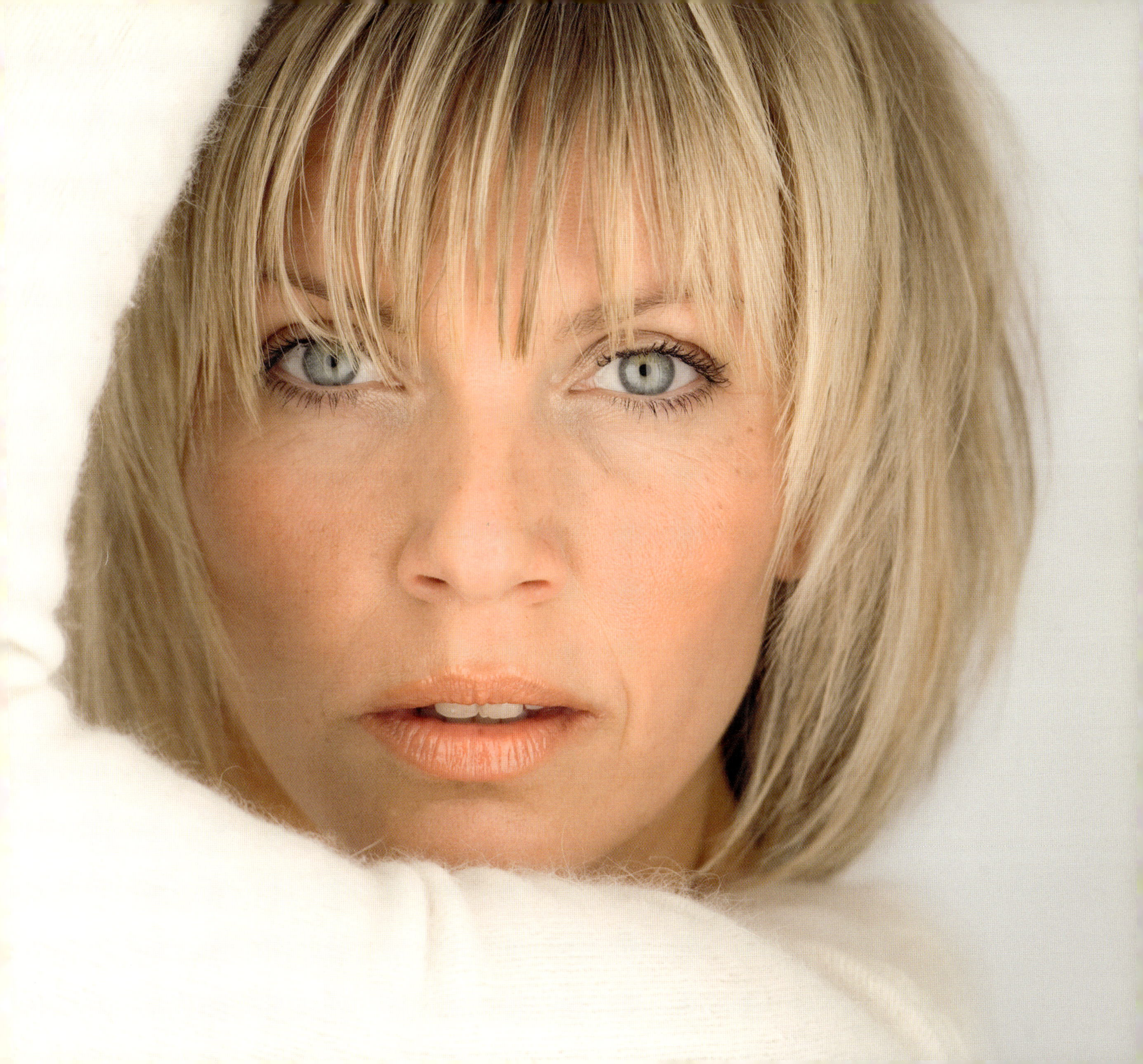

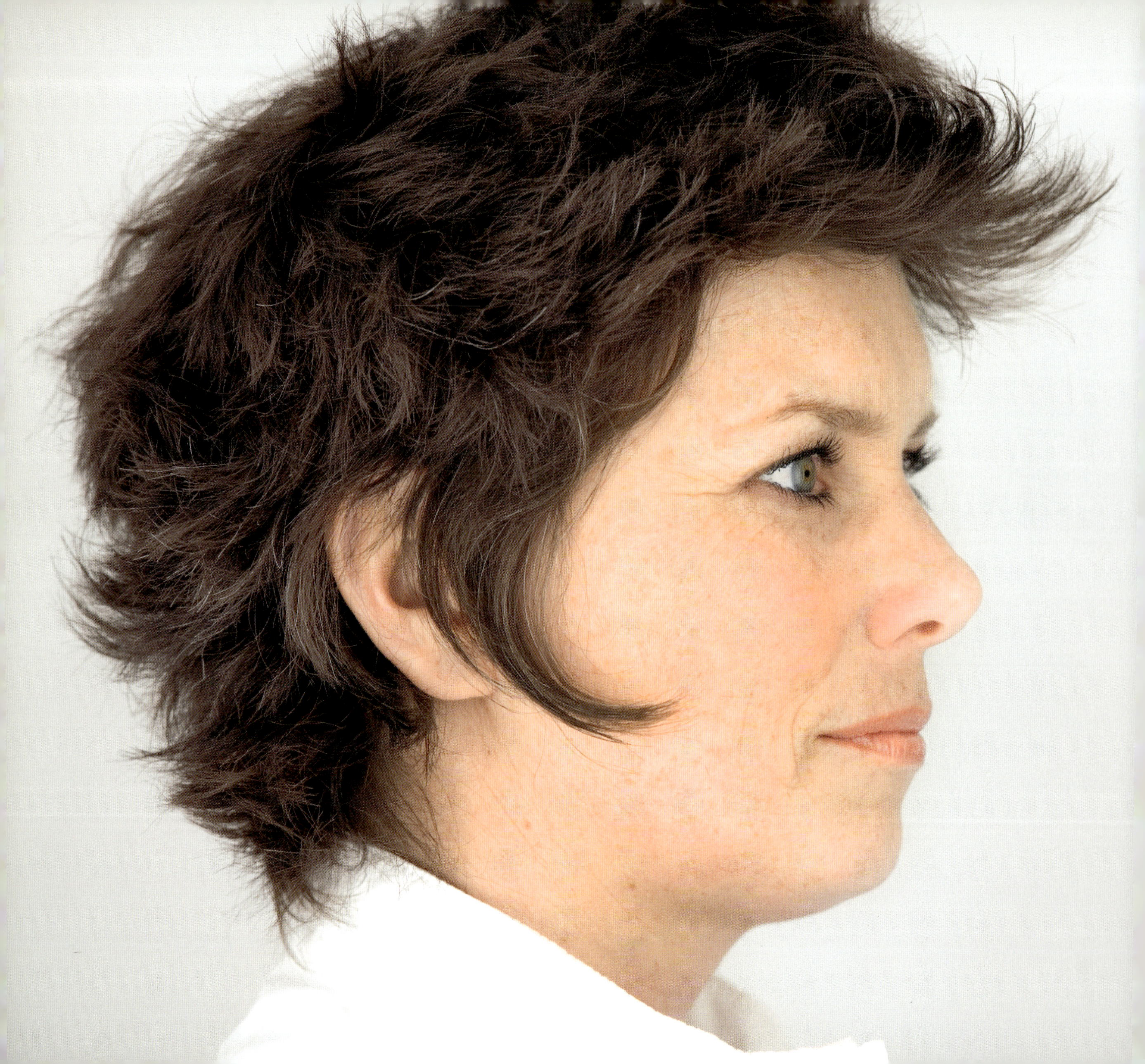

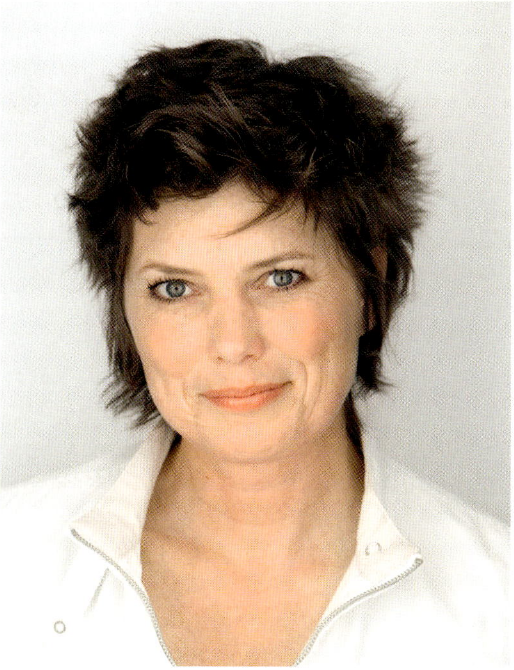

dickes haar

pflege

Dickes Haar mit Shampoo für normales Haar waschen. Man muss es nicht jeden Tag waschen, weil es nicht schnell fettet.

schnitt

Kurzes, dickes Haar mit unterschiedlich langen Stufen stark durchstufen, um das Volumen zu reduzieren. Bei längerem Haar nur die Frontpartie stufen. Schräge Ponys und fließende Linien stehen dickem Haar sehr gut. »Geslicete« Strähnen (das Haar wird ab der Hälfte bis zur Spitze schräg ausgedünnt) lassen das Haar besser fallen.

Extra:
Hellere Farblichter um das Gesicht nehmen dickem Haar die Schwere und bringen Ihr Gesicht zum Strahlen.

styling

Um nicht zu schwer und wuchtig auszusehen, braucht dickes, langes Haar akzentuierte Strähnen. Eine Haarcreme in den Händen verteilen und mit den Fingern durch das Haar kämmen. Der strähnige Effekt lässt das Haar nicht so wuchtig wirken. Kurzes Haar sieht mit Haarwachs und Moldingpaste toll aus.

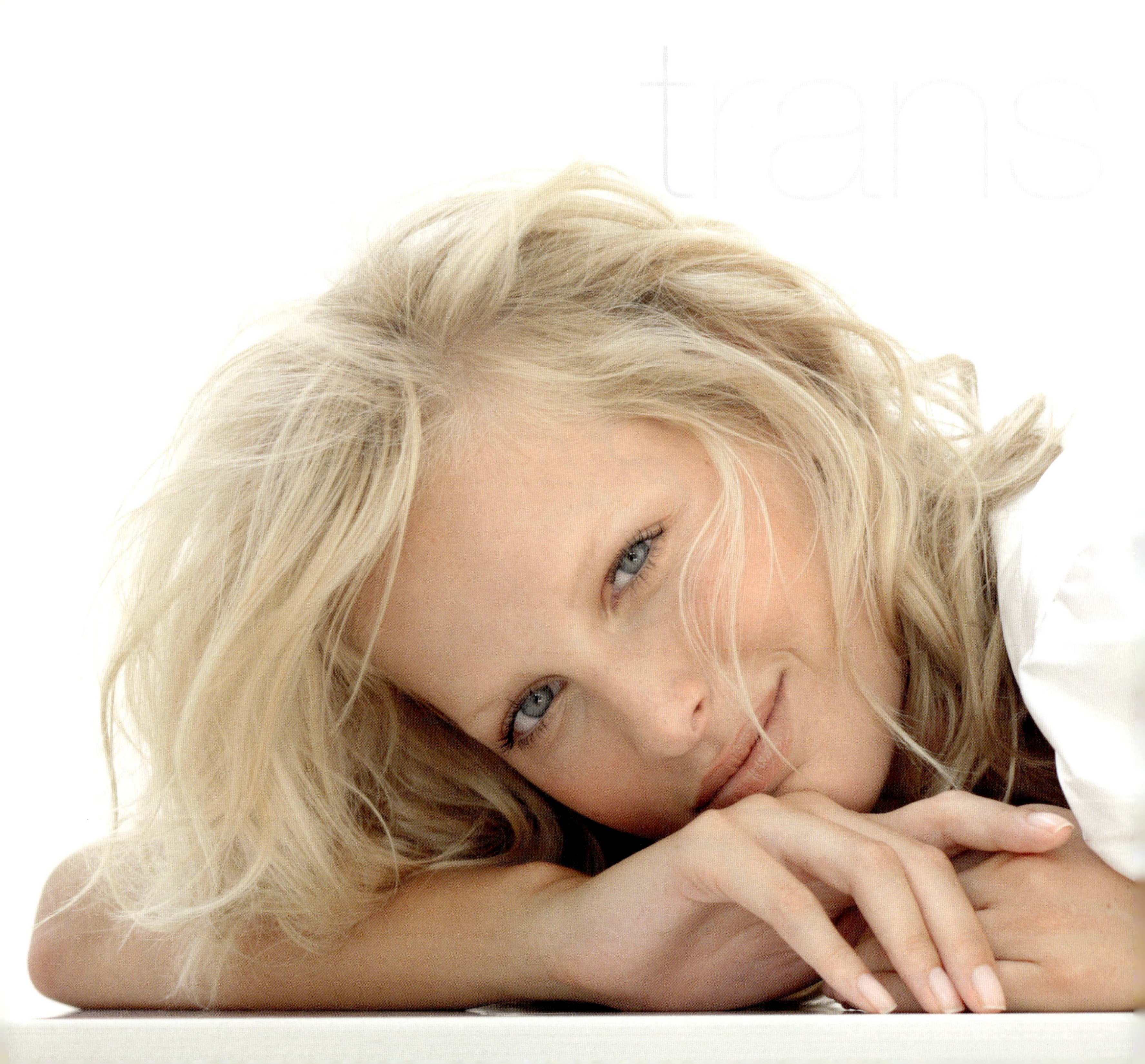
trans

formations

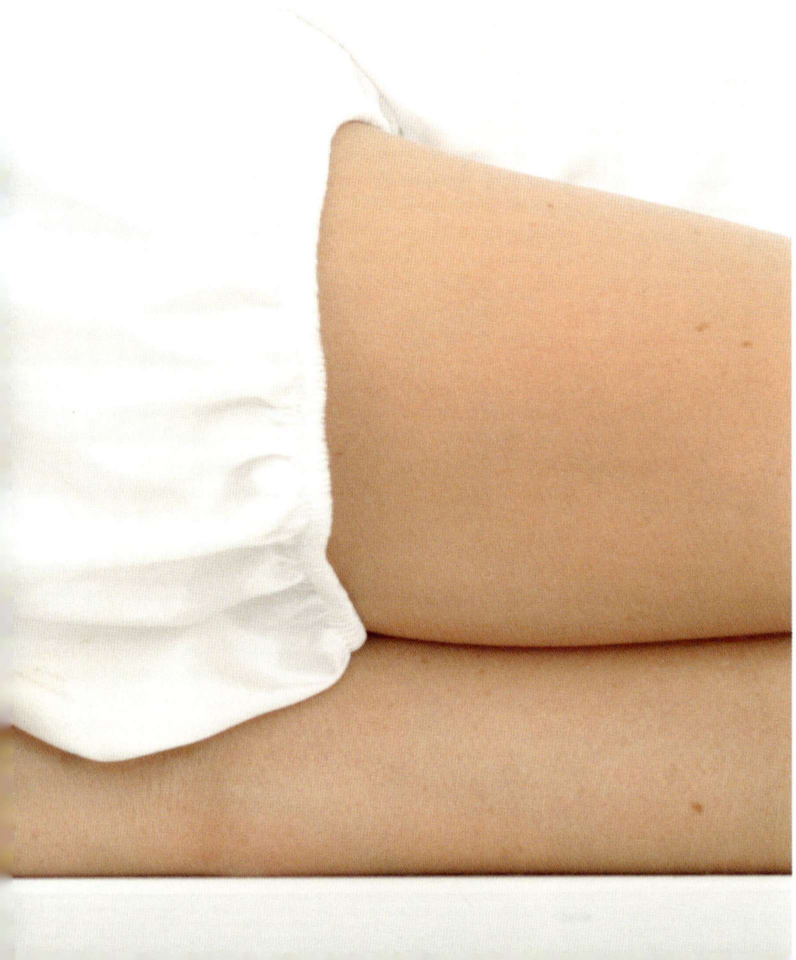

Die vielen tollen Veränderungen der Frauen, die ich anlässlich dieses Buches verschönert habe, möchte ich Ihnen natürlich nicht vorenthalten. Einige Frauen betrachteten sich völlig überrascht im Spiegel, als sie sahen, wie sie aussehen können.

Einige Frauen waren erstaunt darüber, dass sich ihre geraden »Kuhwimpern« oder das »störrische«, feine Haar mit den richtigen Tipps und Tricks in unverwechselbare, individuelle schöne »Merkmale« veränderten. Von einigen Frauen waren der Fotograf und ich völlig beeindruckt, als wir beobachteten, wie das neue Selbstbewusstsein sie sicher und frei vor der Kamera agieren ließ. Bei einigen Frauen bekamen wir eine Gänsehaut, denn sie empfanden sich das erste Mal als schön.

Es macht mich unglaublich stolz, zu sehen, wie die Frauen durch die äußere Verschönerung bzw. Veränderung auch eine selbstbewusstere, sichere innere Haltung erlangen und mit einem neuen Selbstwertgefühl durchs Leben gehen. Manche Leute glauben, solche Vorher-Nachher-Verwandlungen in Zeitschriften seien »gefaked« oder das Vorher-Foto wäre extra unschön aufgenommen. Die Fotos der Frauen auf den folgenden Seiten sind weder retuschiert oder ähnlich nachbereitet. Die Transformation wurde allein durch das passende Make-up und die Frisur erstellt. Lassen Sie sich überraschen!

maike

und tochter lani

Durch viele Stufen im Haar erhalten Maikes Wellen wieder viel mehr Sprungkraft. Die wilderen Haare und das leichte Make-up lassen sie frischer und lebendiger aussehen.

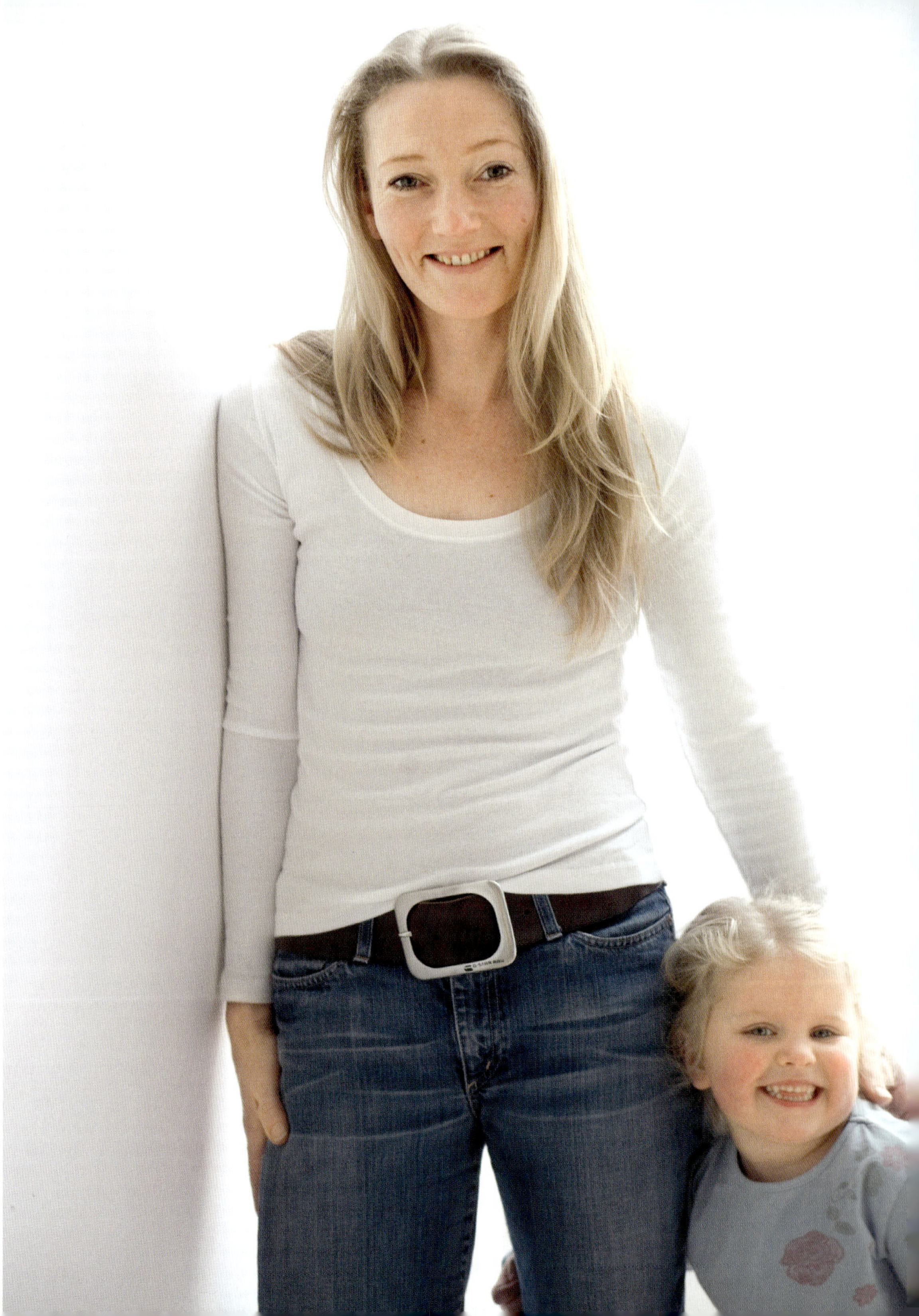

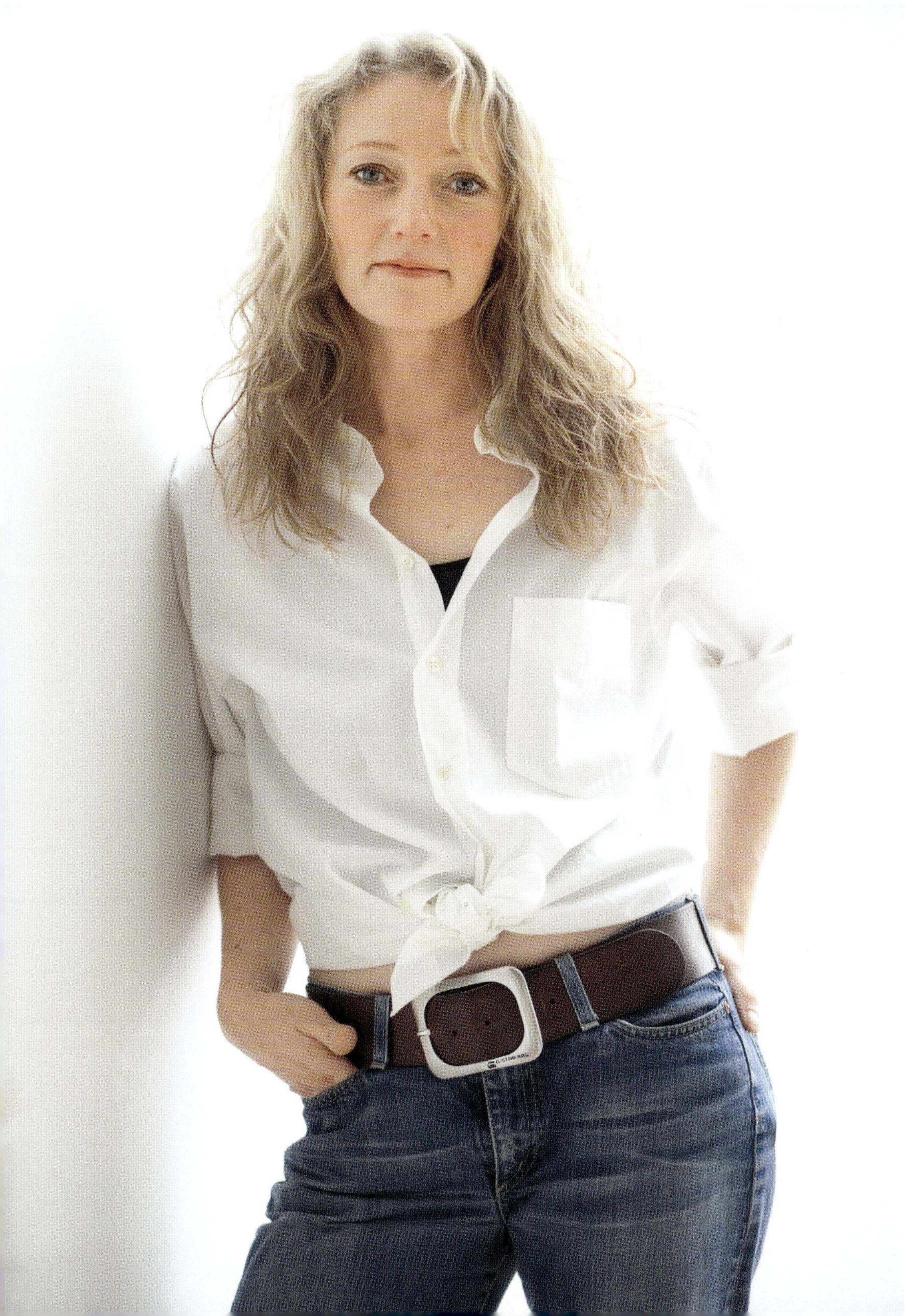
G-STAR RAW

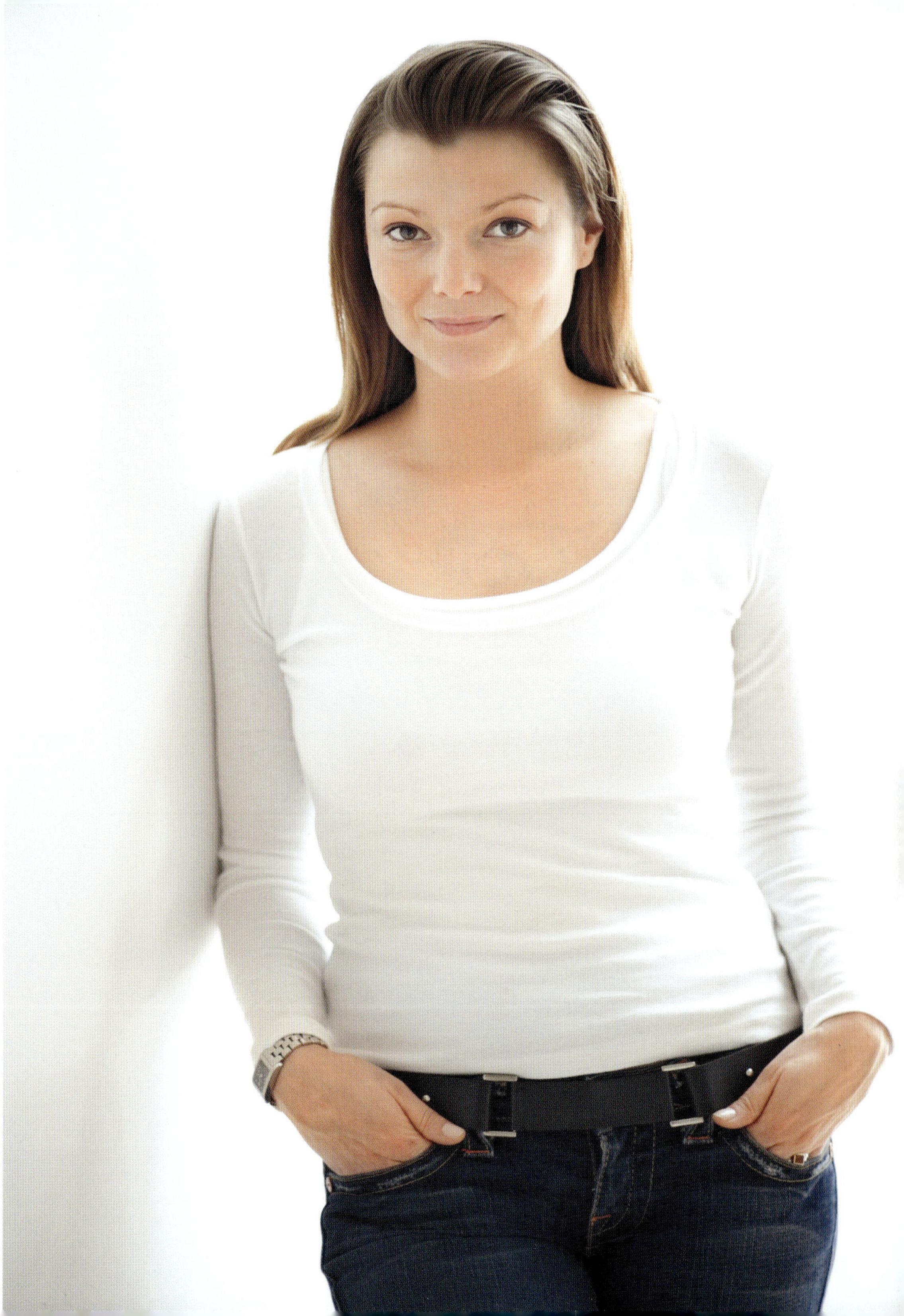

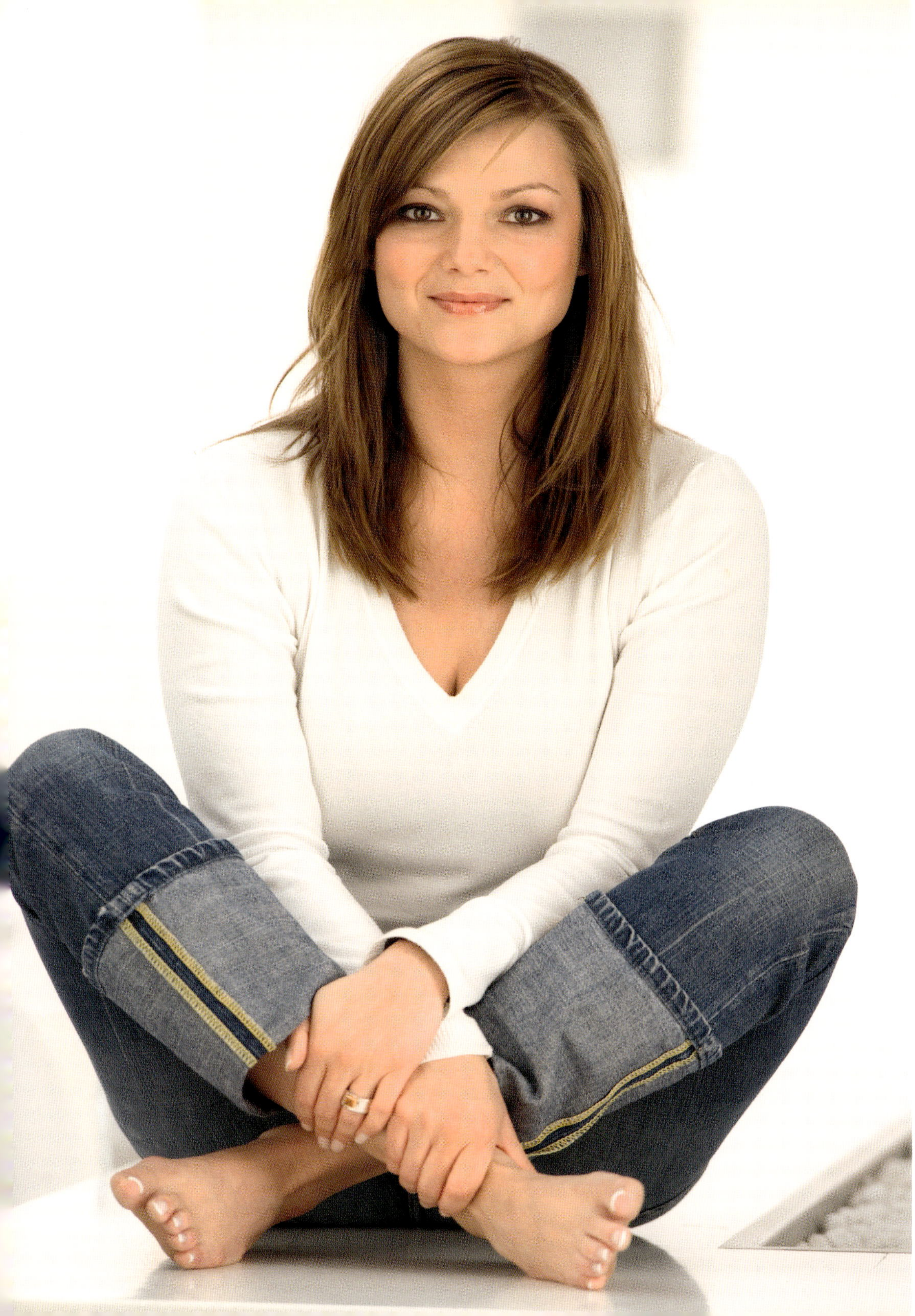

yvonne

32

Cognac- und rehbraunfarbene Strähnen lassen Yvonnes Gesichtszüge weicher wirken. Braune Akzente betonen Yvonnes sinnliche Augen, und viel Bronzer auf den Wangen unterstreicht ihren natürlichen, fröhlichen Look.

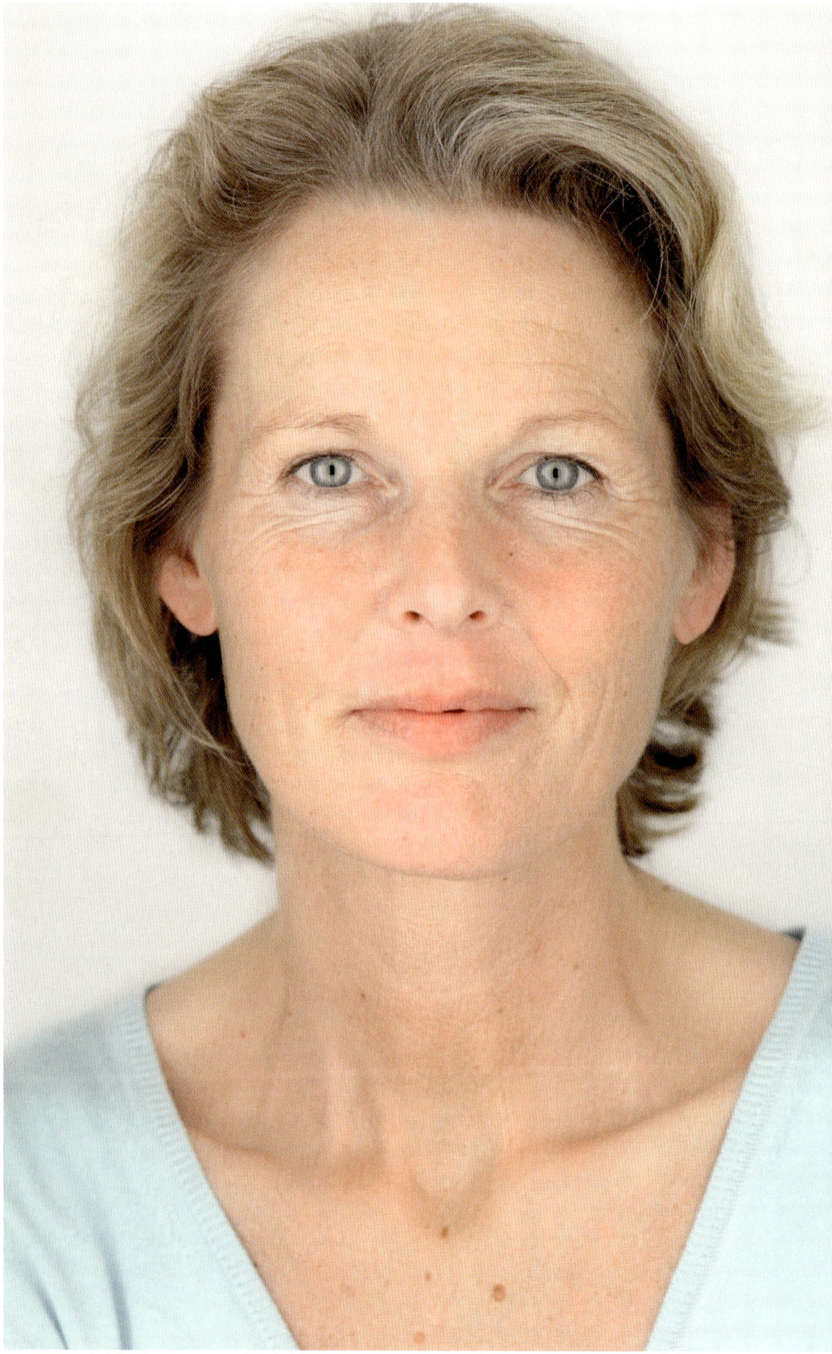
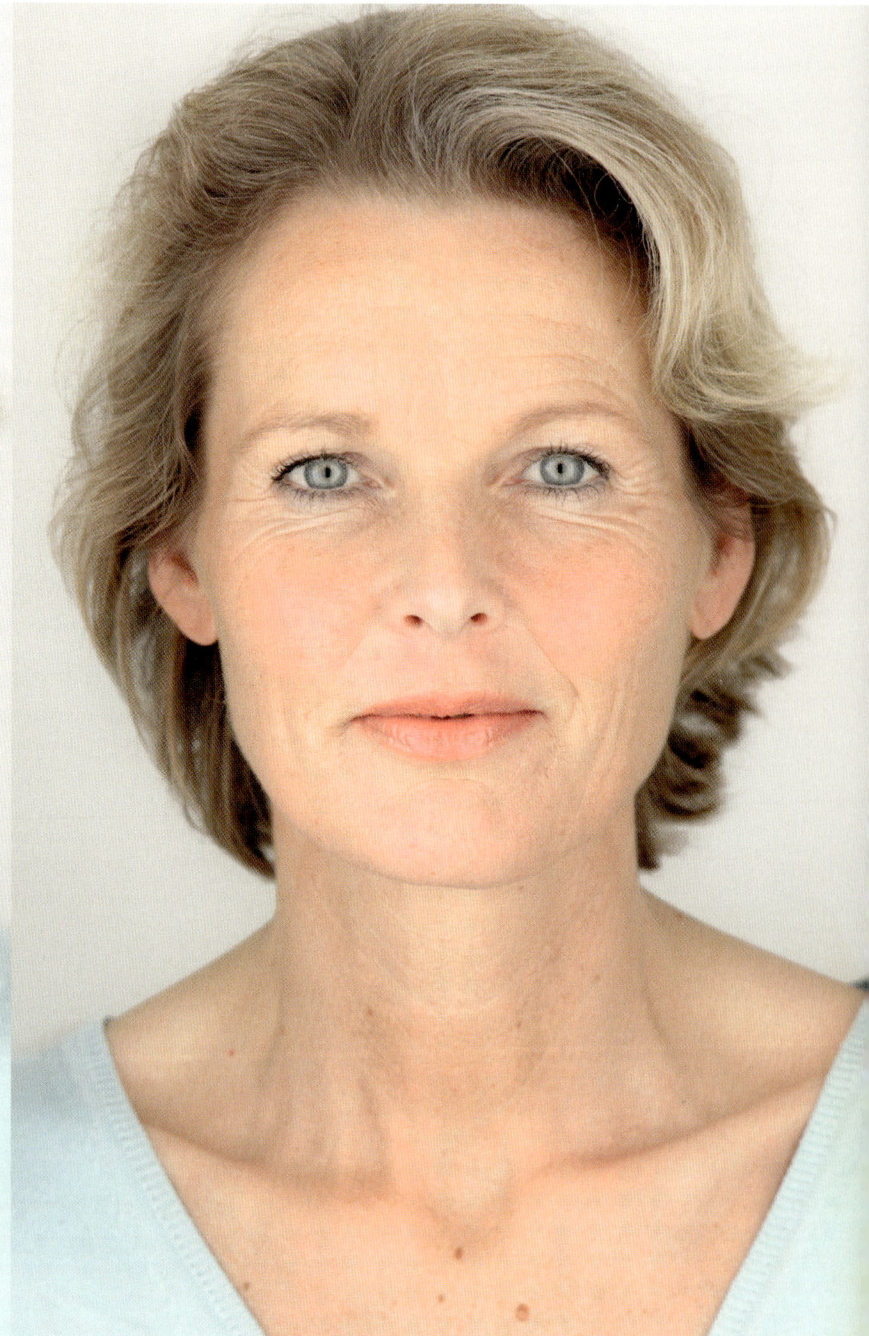

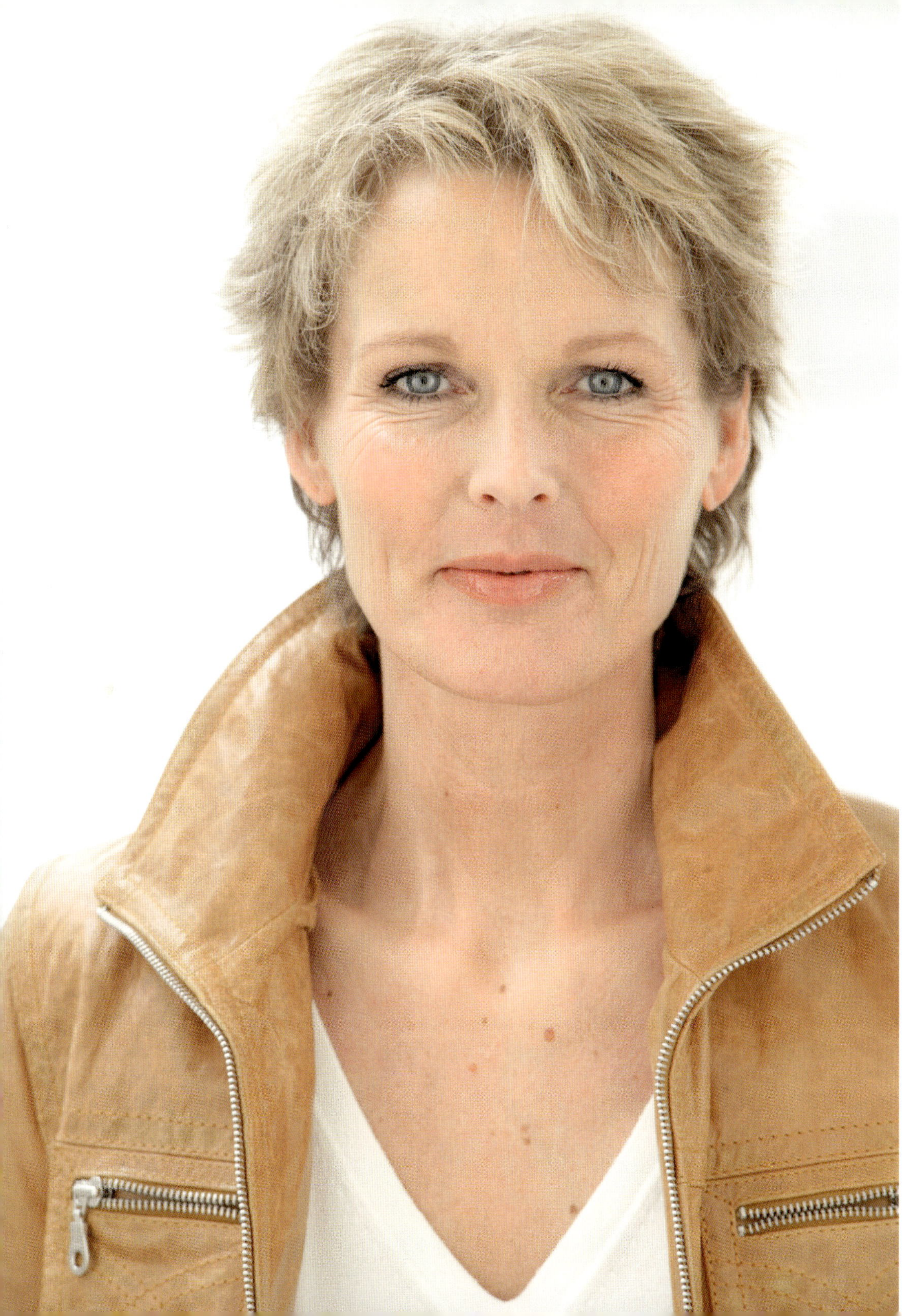

regina

46

Ein flüssiges Make-up gleicht unterschiedliche Farbtöne im Gesicht aus und betont Reginas schöne Haut. Wimperntusche und Rouge bringen ihr Gesicht zum Strahlen.
Reginas Naturhaar wurde mit zwei unterschiedlichen Blondtönen gesträhnt (wirkt sehr natürlich) und in einen frechen Kurzhaarschnitt verwandelt. Beim Stylen fiel uns auf, dass Regina mit den Haaren hinter die Ohren gesteckt noch jünger und sportlicher wirkte. Sie strahlt jetzt eine natürliche Modernität aus.

tini

26

Tinis frecher Typ kommt durch die stufigeren Haare noch mehr zum Vorschein. Die Wimpernzange und viel Wimperntusche unterstreichen Tinis weibliche Seite und nehmen den starken Augenbrauen die Schwere.

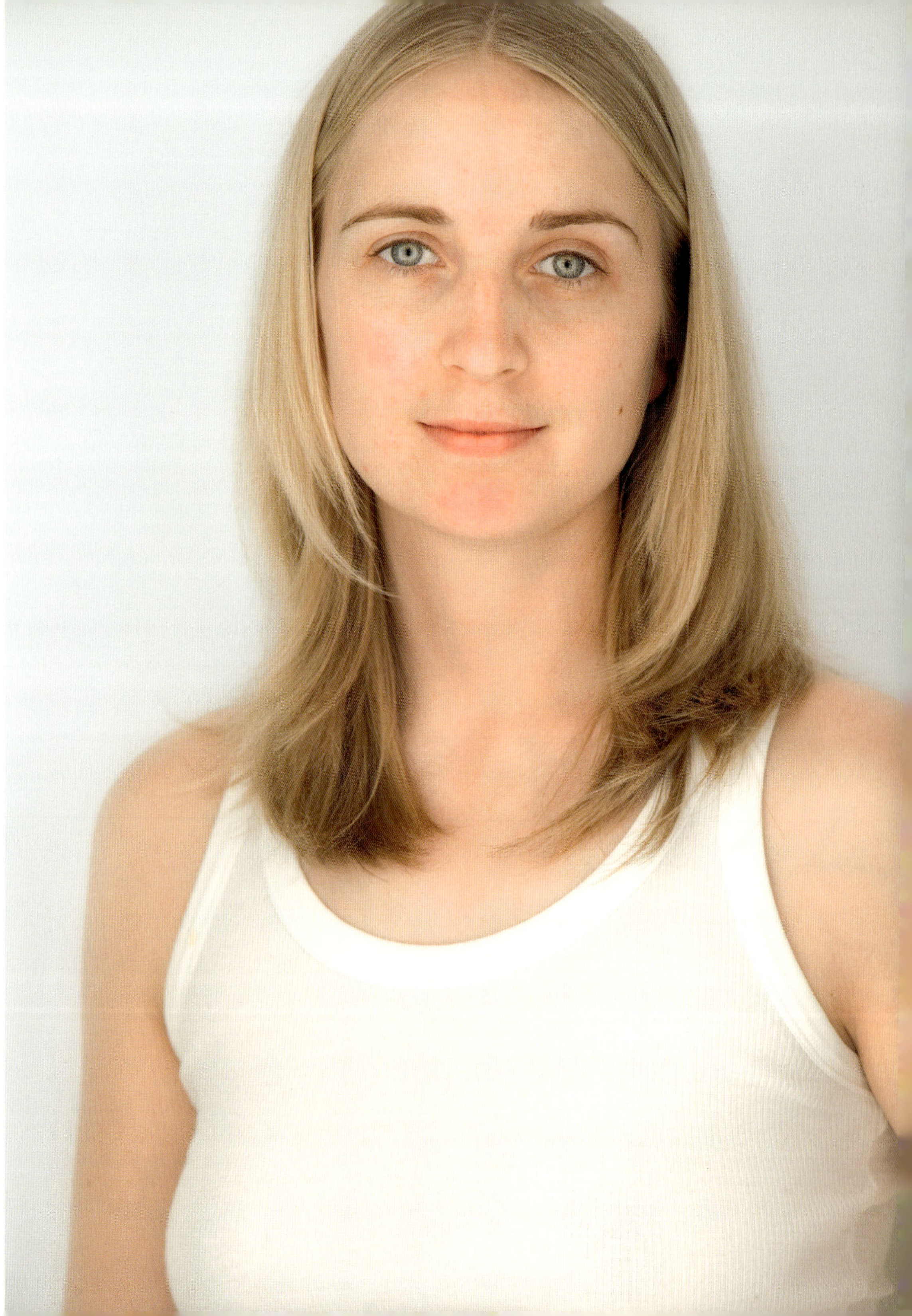

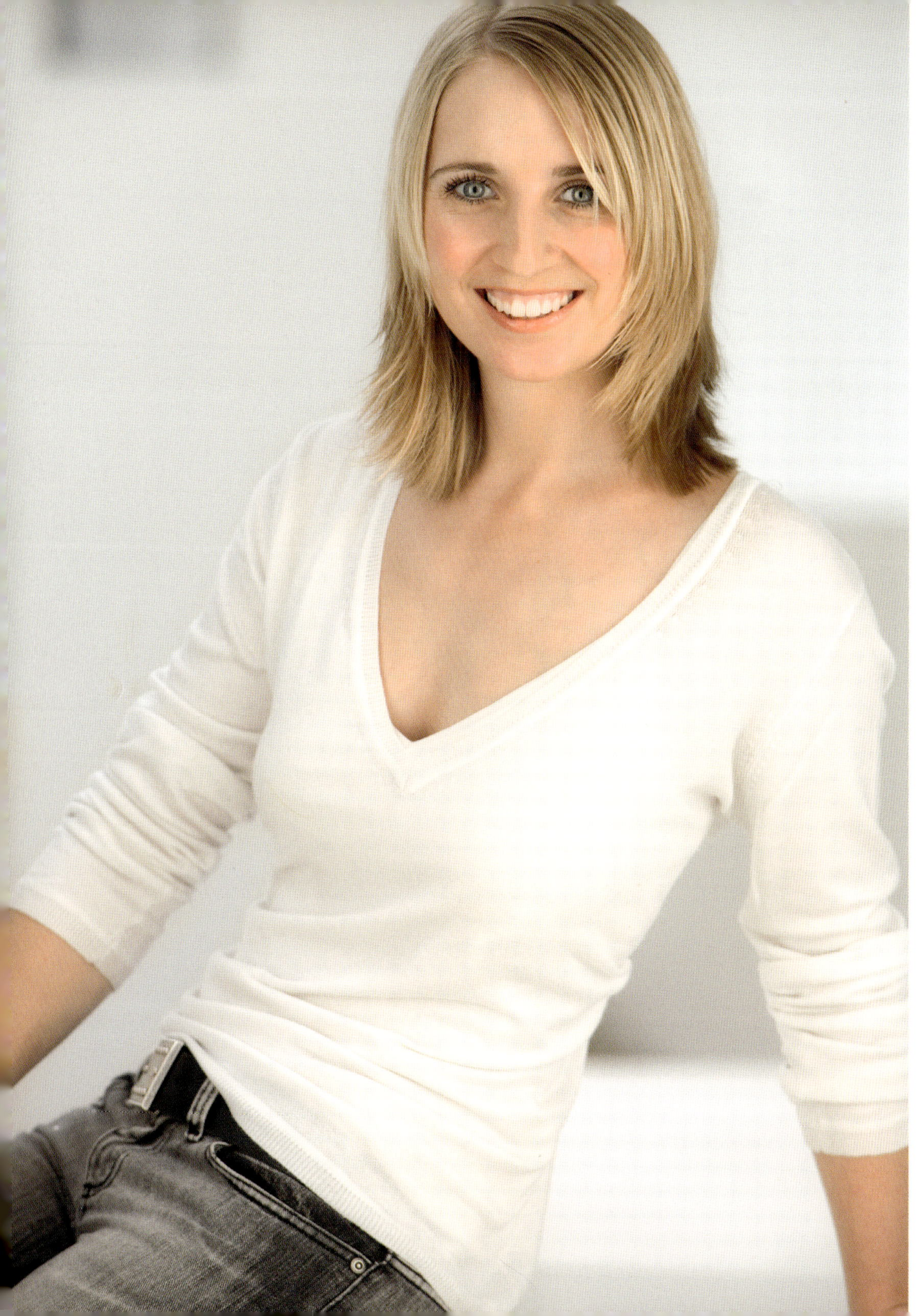

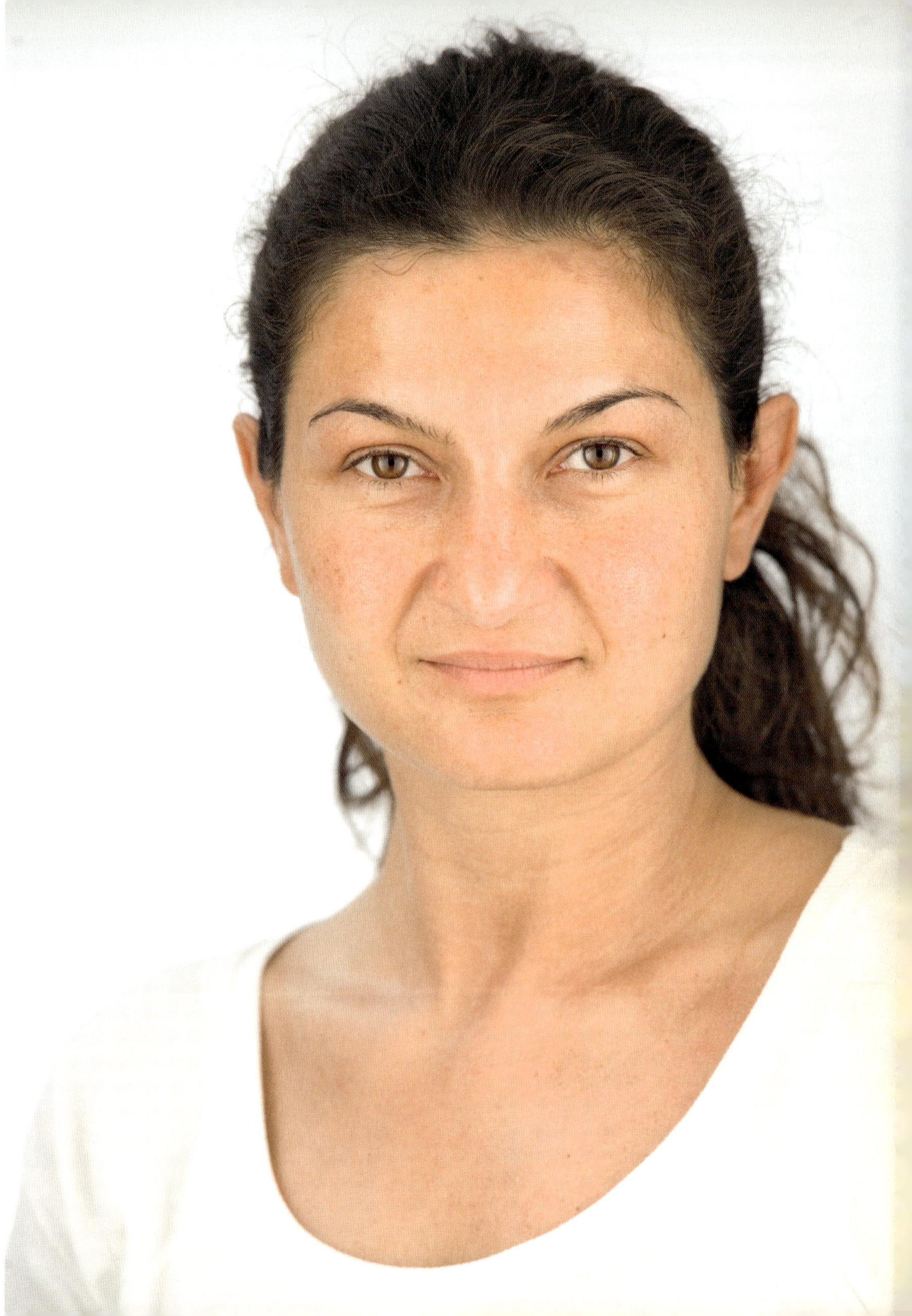

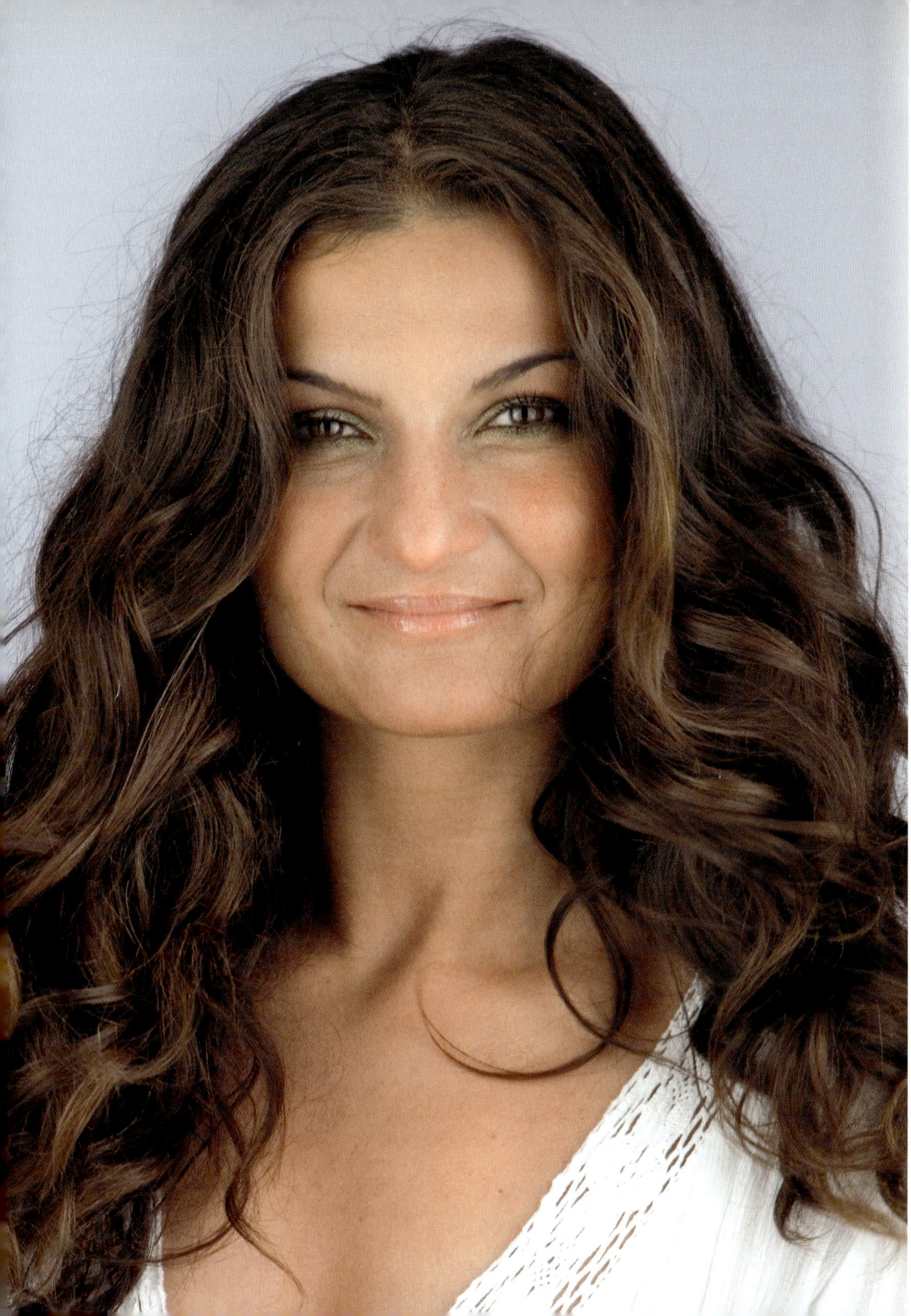

asli

34

Trägt Asli Ihre Haare offen, zeigt sie ihre feminine, erotische Seite. Ihre sinnlichen Augen wurden mit Dunkelgrün betont. Dunklerer Lidschatten würde Asli zu »vampig« wirken lassen, was nicht ihrem sanften Wesen entspräche.

imke

23

Imke wirkt ungeschminkt sehr zart und jung. Im beruflichen Bereich wird ihr ihre Führungsposition oftmals nicht zugetraut. Um etwas älter und kompetenter zu wirken, reicht es schon, Imkes klare Augen durch Wimperntusche zu betonen und ihnen durch zart nachgestrichelten Augenbrauen mehr Präsenz zu geben. Imke liebt den intensiven, etwas dramatischen Look. Damit das Make-up zu ihrer hellen Haut und dem hellen Haar nicht zu hart und dominierend wirkt, werden Imkes Augen hellbraun, rauchig schattiert. Lipgloss unterstreicht Imkes sinnliche Lippenform. So wirkt Imke intensiv, aber trotzdem sanft.

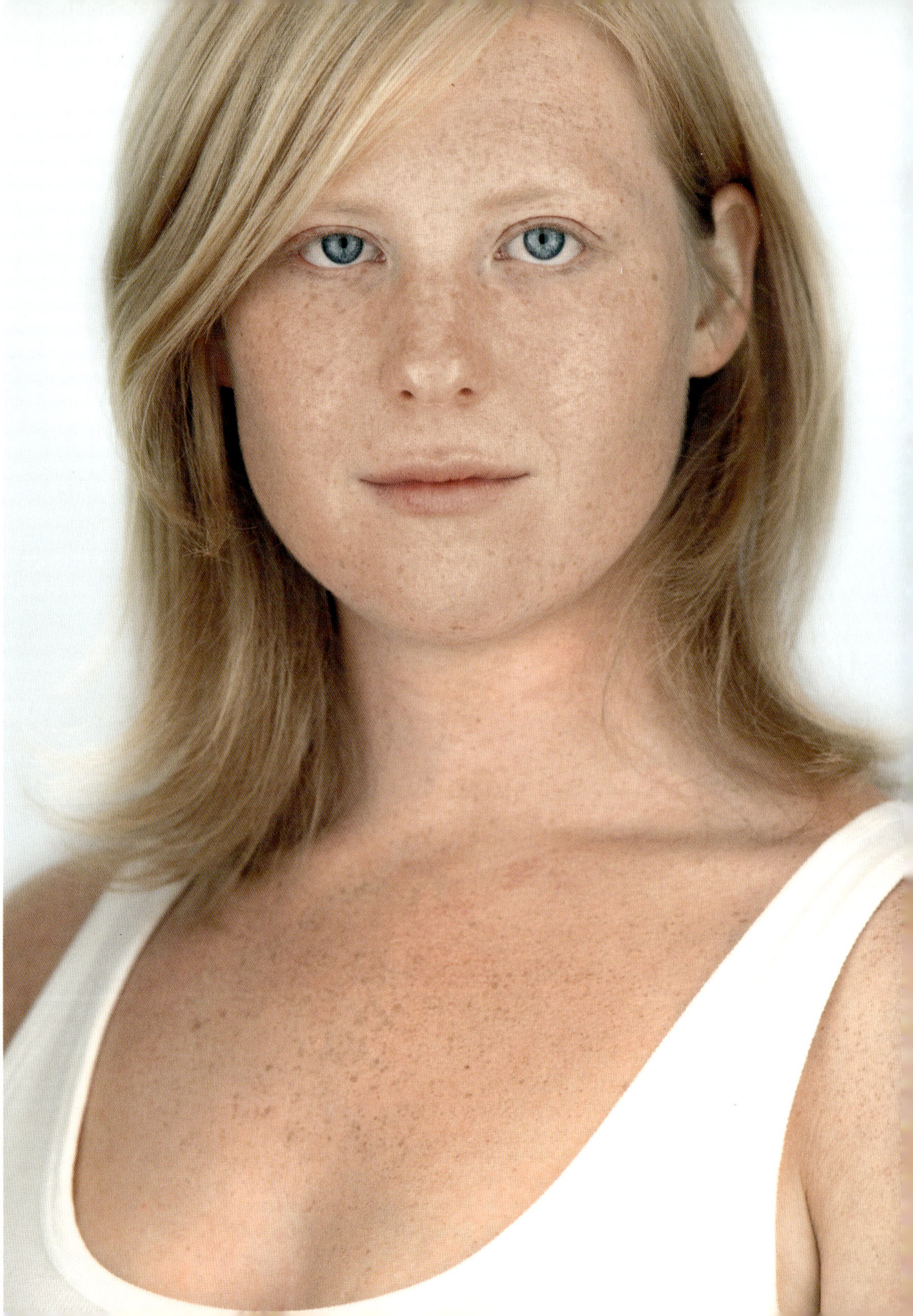

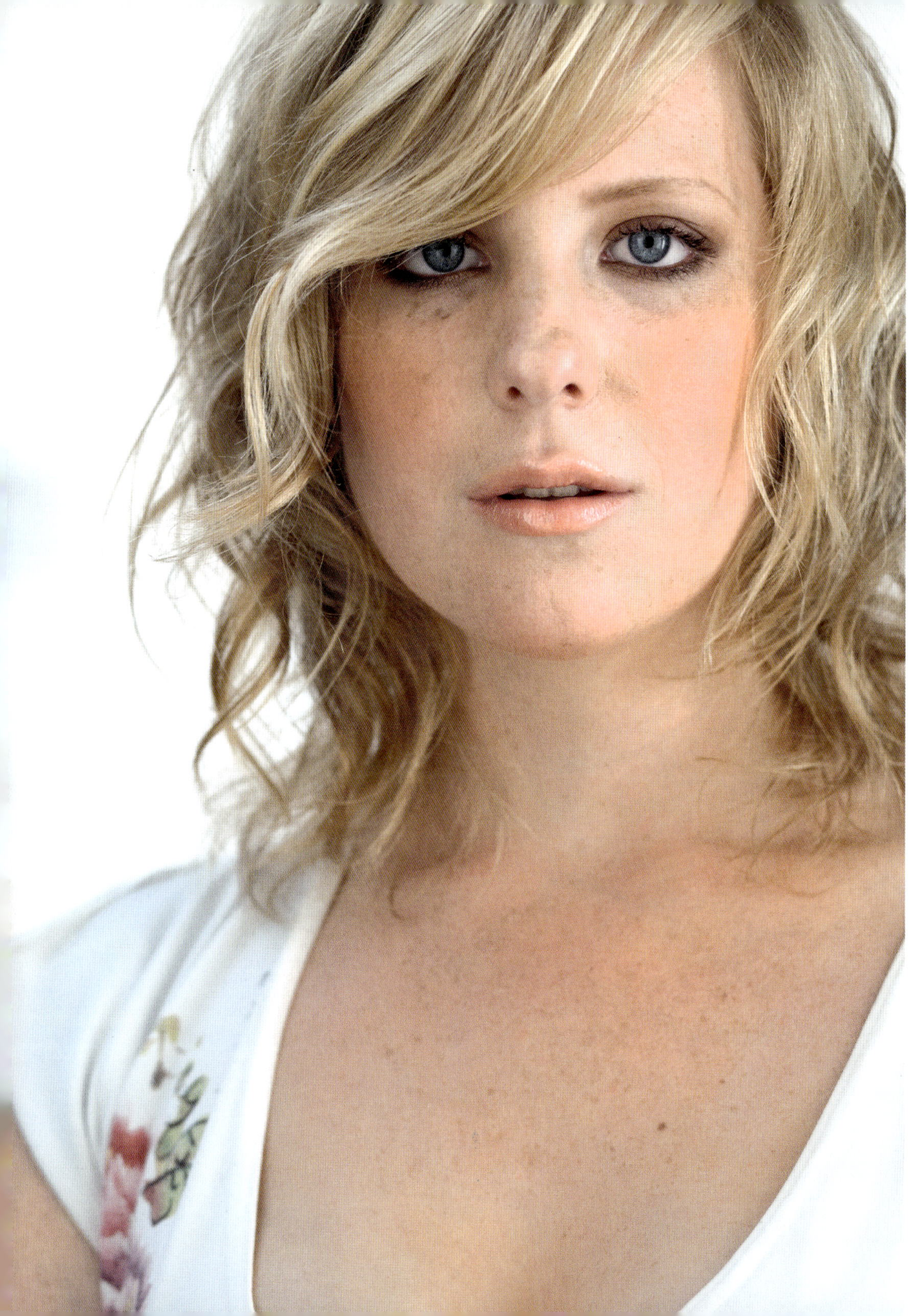

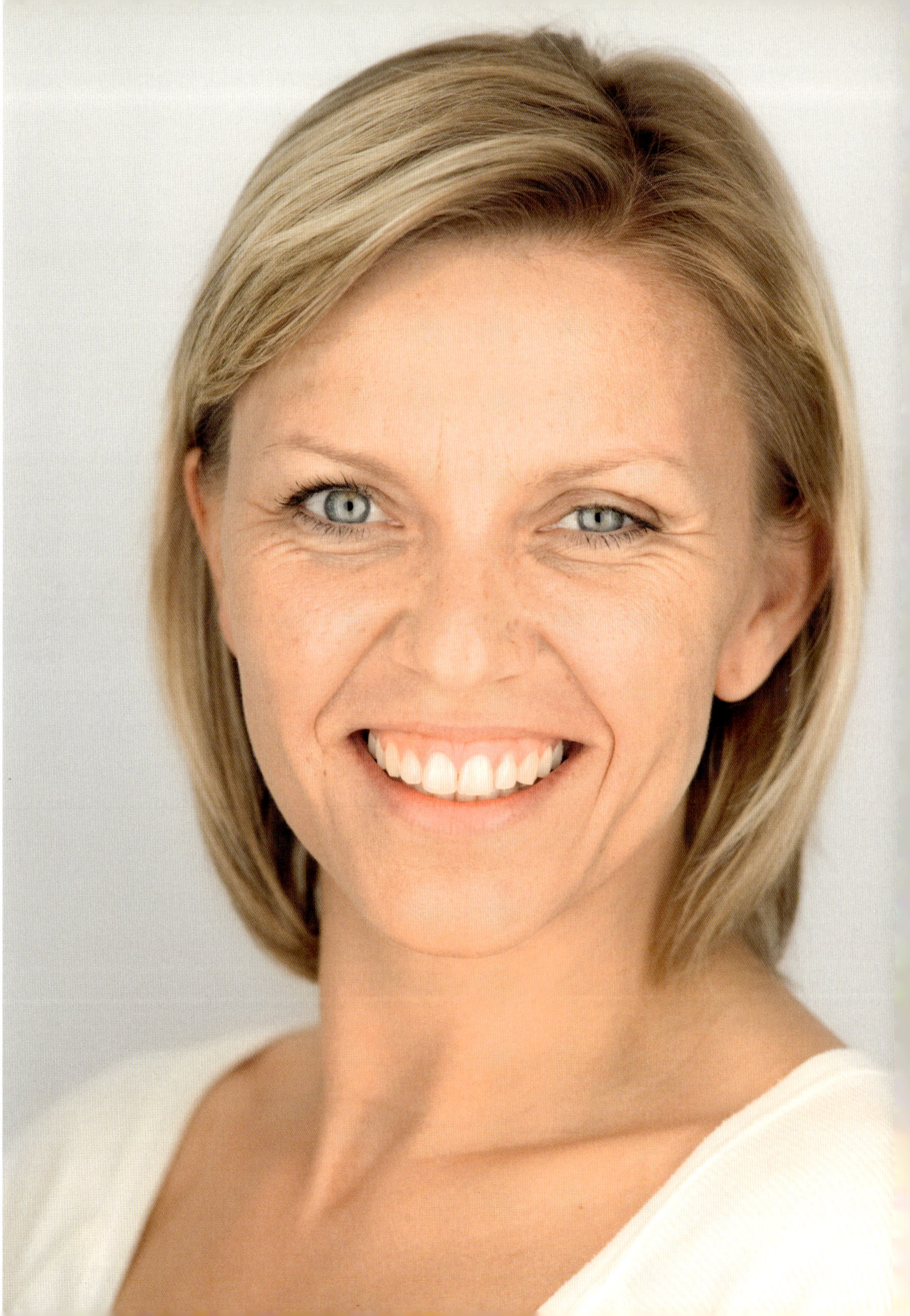

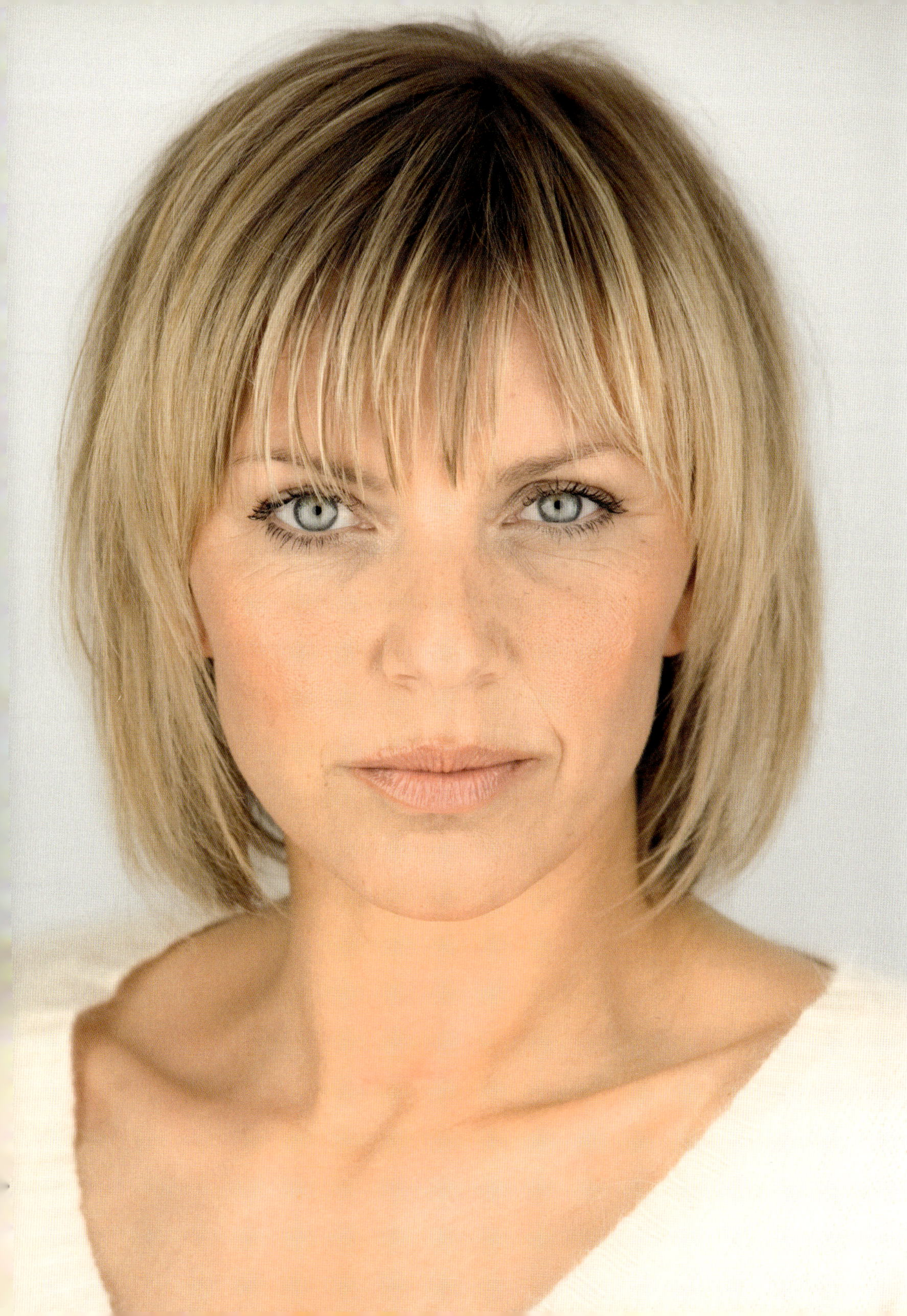

simone

Simones Haar wirkt durch die Länge noch feiner. Um Simones spritzigen und fröhlichen Typ zu unterstreichen, wurde Ihr Haar gestuft. Ein Pony gibt Fülle und lenkt die Aufmerksamkeit auf Simones tolle Augen. Sie fühlt sich wieder viel moderner und verlässt unser Studio mit deutlich gestärktem Selbstbewusstsein.

jaqueline

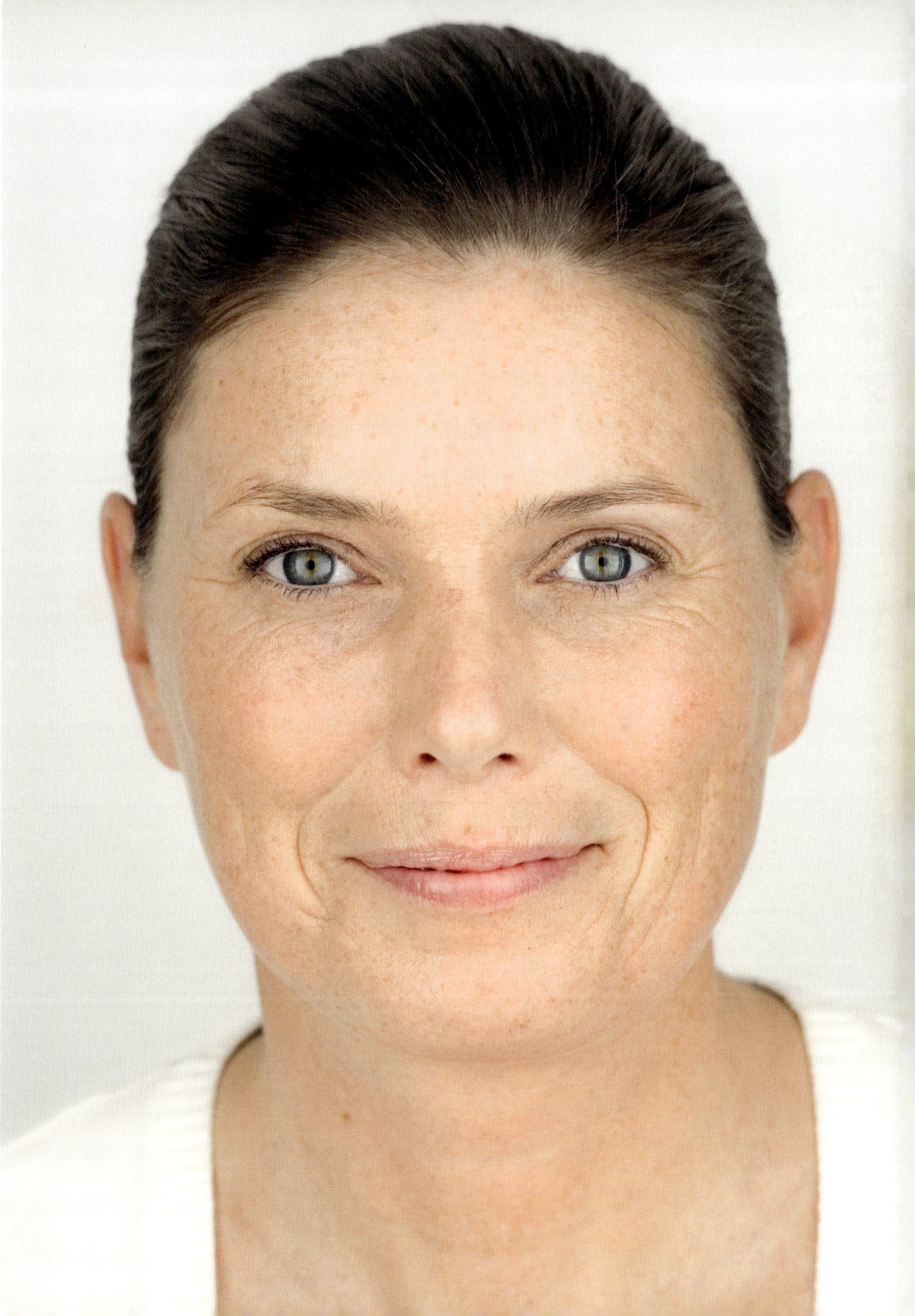

Jaqueline trägt ihre Haare oft streng zum Zopf und schminkt sich ungern. Mit offenen, von Natur aus welligen Haaren, etwas Rouge und Wimperntusche wirkt Jaqueline femininer und auch um ein paar Jahre jünger.

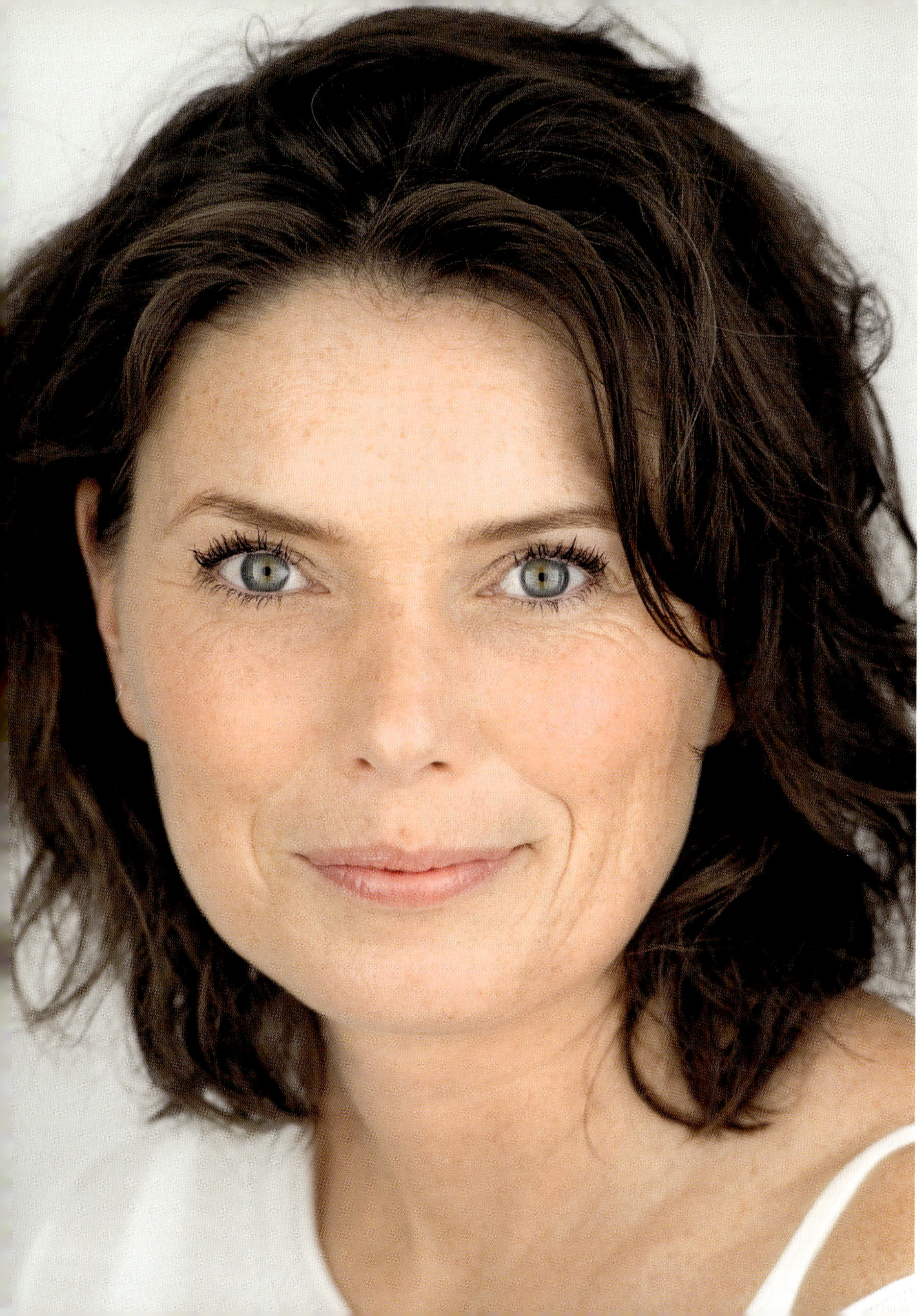

innere schönheit von außen

meine ganz persönlichen
pflegetipps mit cremes,
masken und peelings

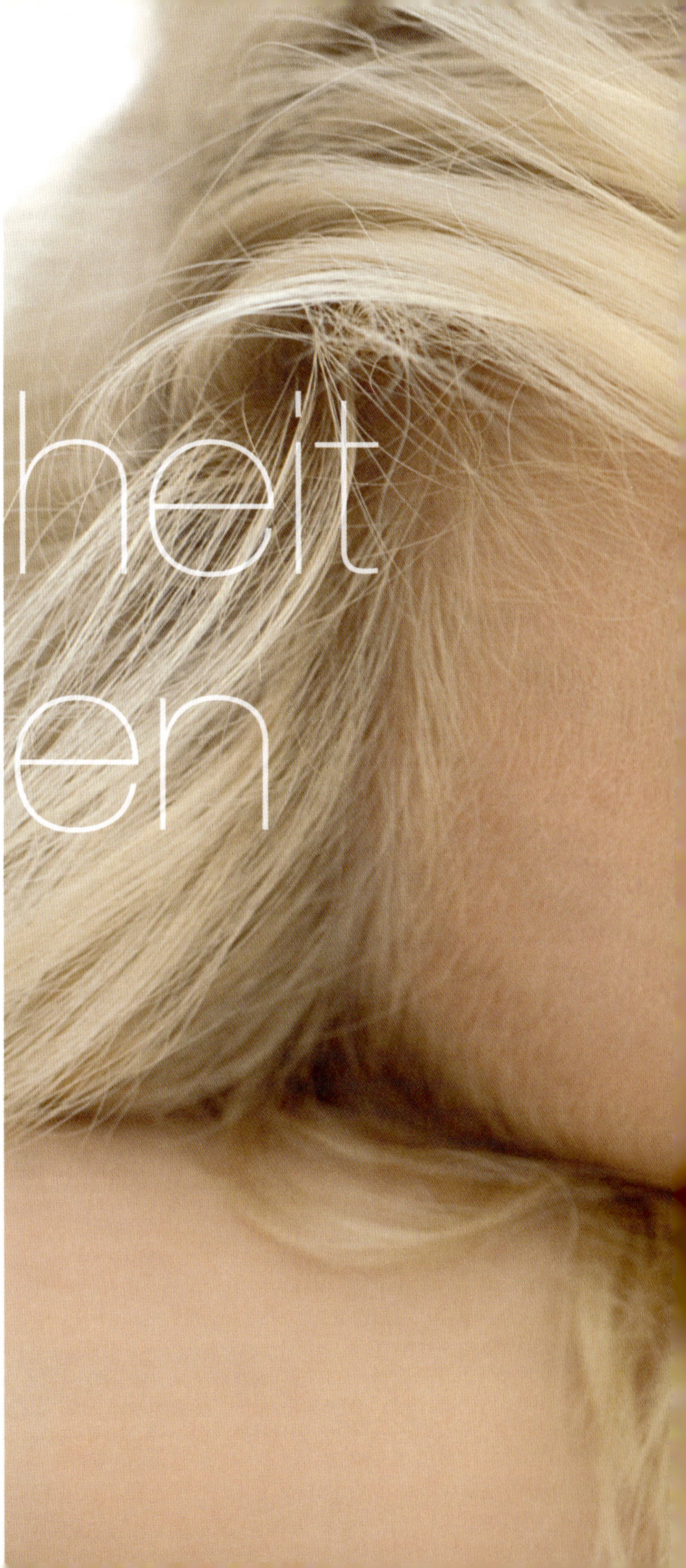

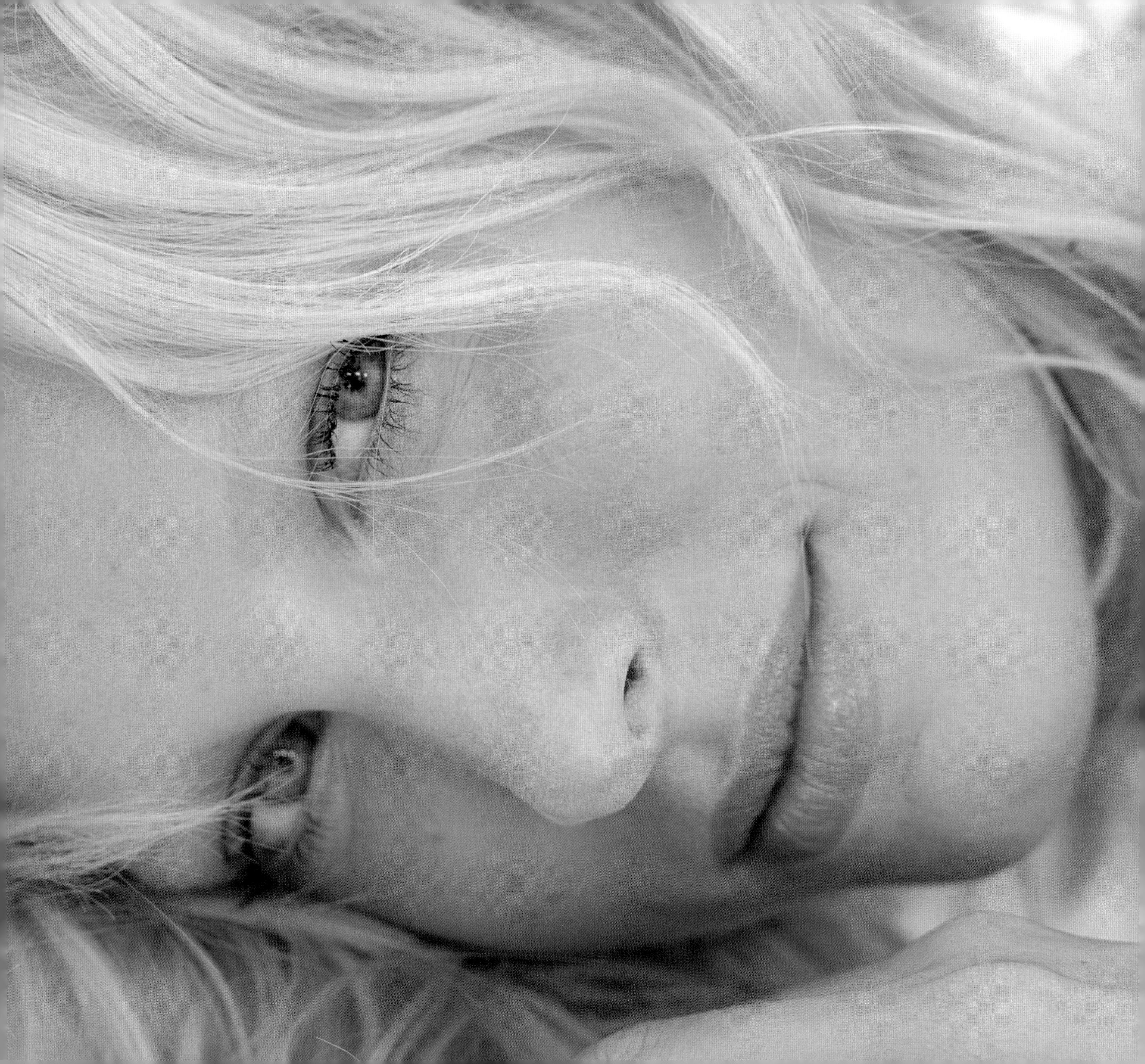

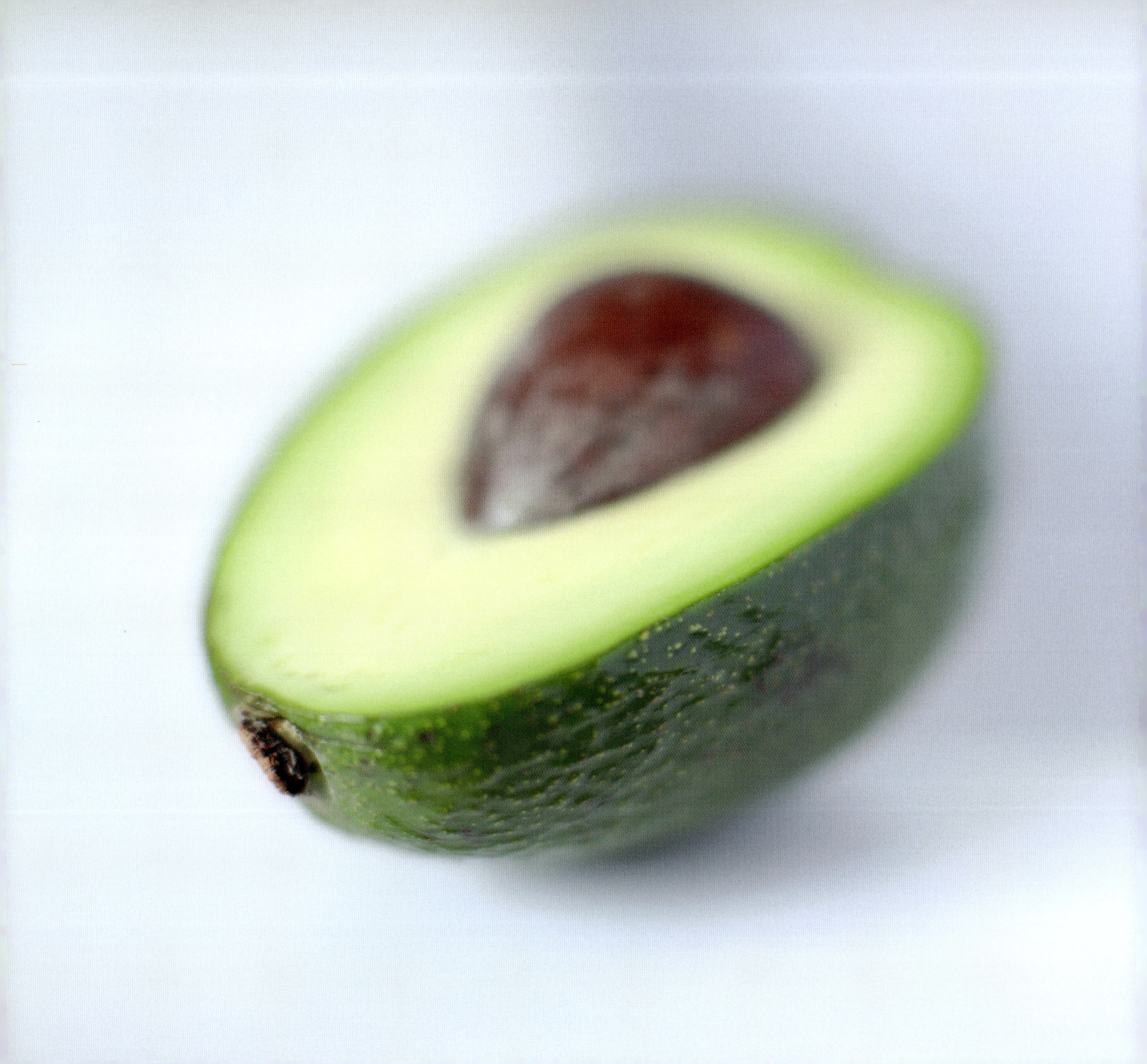

papaya peeling

Sanftes Peeling für reife Haut

Ein Peeling trägt alte, verhornte Hautschüppchen ab und bringt die darunter liegende neue, frische Haut wieder zum Vorschein.

Rezept

½ Papaya
4 EL Reismehl (Reformhaus, Bioladen)
4 Tropfen Orangenöl (Teeladen, Bioladen)

Die Papaya pürieren und das Reismehl sowie das Orangenöl unterrühren.
Reinigen Sie Ihr Gesicht vor dem Auftragen des Peelings gründlich und tragen Sie dann das Peeling vorsichtig mit kreisenden Bewegungen auf. Am stärksten verhornt ist die Haut um die Nasen-, Stirn- und Kinnpartie herum. Bitte nicht unter den Augen auftragen, da ist die Haut viel zu zart. Lassen Sie das Peeling nicht länger als 5 bis 10 Minuten auf Ihrem Gesicht.
Tragen Sie anschließend eine reichhaltige Feuchtigkeitscreme auf die Haut auf.

honig avocado maske

Für eine wunderschöne, zarte Haut

Diese Maske belebt, fördert die Durchblutung, reinigt und strafft die Haut (sehr schön durch das leichte Prickeln zu merken).
Das Avocadofleisch (Fettgehalt 20 %) dringt tief in die Haut ein und verleiht ihr einen gesunden Schimmer.

Rezept

½ reife Avocado
1 TL Yogurt
½ TL Honig

Avocados pürieren und mit den restlichen Zutaten vermischen.
Die Maske gleichmäßig auf Gesicht, Hals und Dekolleté auftragen und 10 bis 15 Minuten einwirken lassen.
Nur mit lauwarmem Wasser abnehmen und die Haut trocken tupfen.

bananen honig maske

Viel Feuchtigkeit für sehr trockene Haut
Hilft auch bei rauen Stellen an Knien und Ellenbögen

Rezept

1 Banane
1 TL Honig

Die Banane im Mixer pürieren.
Erst wenn sie ganz fein püriert ist, den Honig dazugeben.
Die Paste auf Gesicht, Hals und Dekolleté auftragen,
10 Minuten einwirken lassen.
Mit warmem Wasser und einem Waschlappen
wieder abnehmen.

gurken maske

Gurken erfrischen und beleben das Gesicht durch viel Feuchtigkeit und die Vitamine A und C. Außerdem enthalten sie Enzyme, die die Hauterneuerung fördern. Quark glättet die Haut durch das enthaltene Protein.

Rezept

1 Stück Salatgurke
1 EL Quark

Mit dem Mixer ein Stück Salatgurke zerkleinern,
Gurkenpüree mit Quark verrühren, die Mischung
auftragen und 15 Minuten auf der Haut lassen.
Dann mit warmem Wasser abwaschen.
Bei fettiger Haut eher Magerquark verwenden.
Trockene Haut verträgt dagegen auch
gerne Sahnequark.

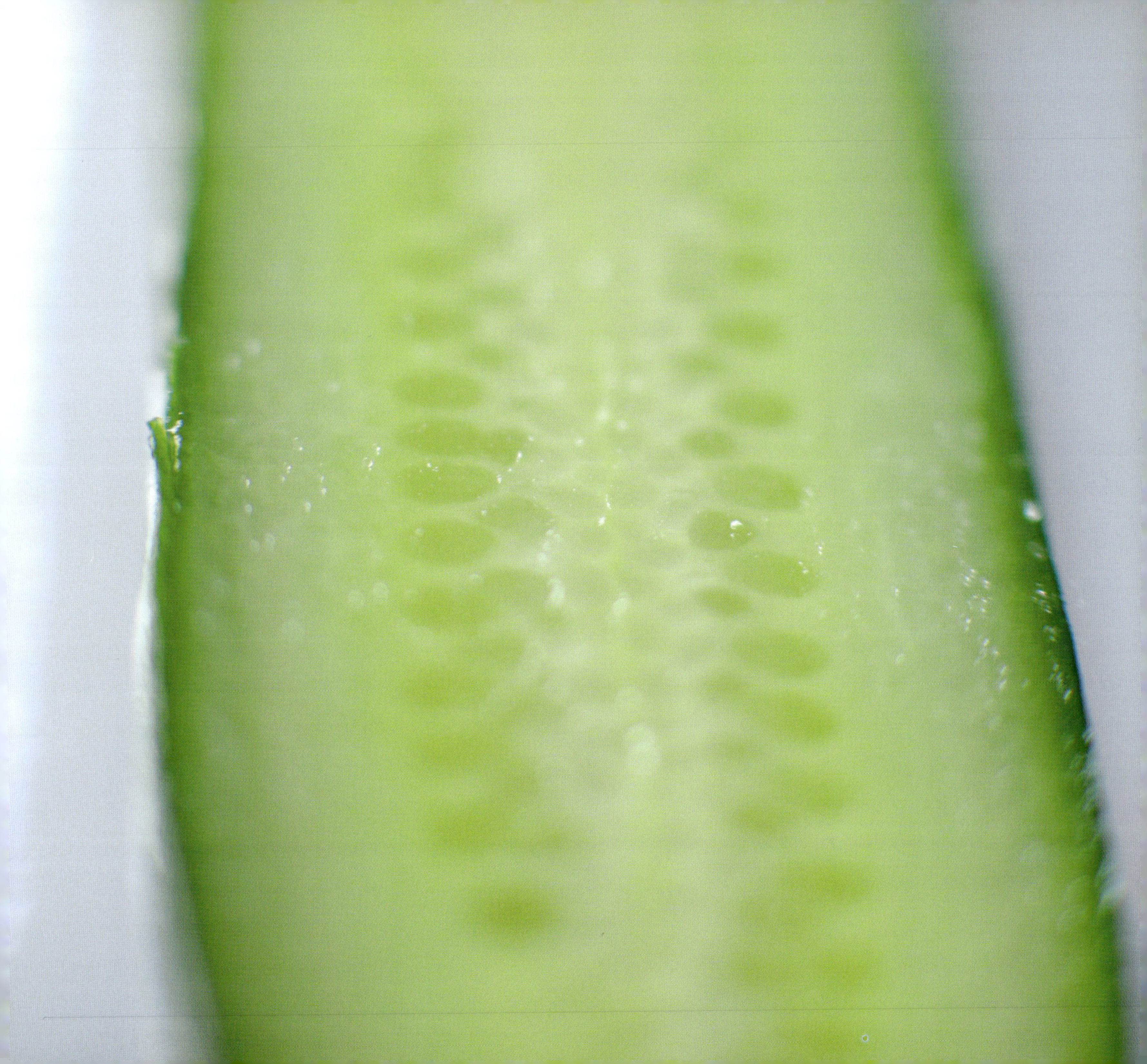

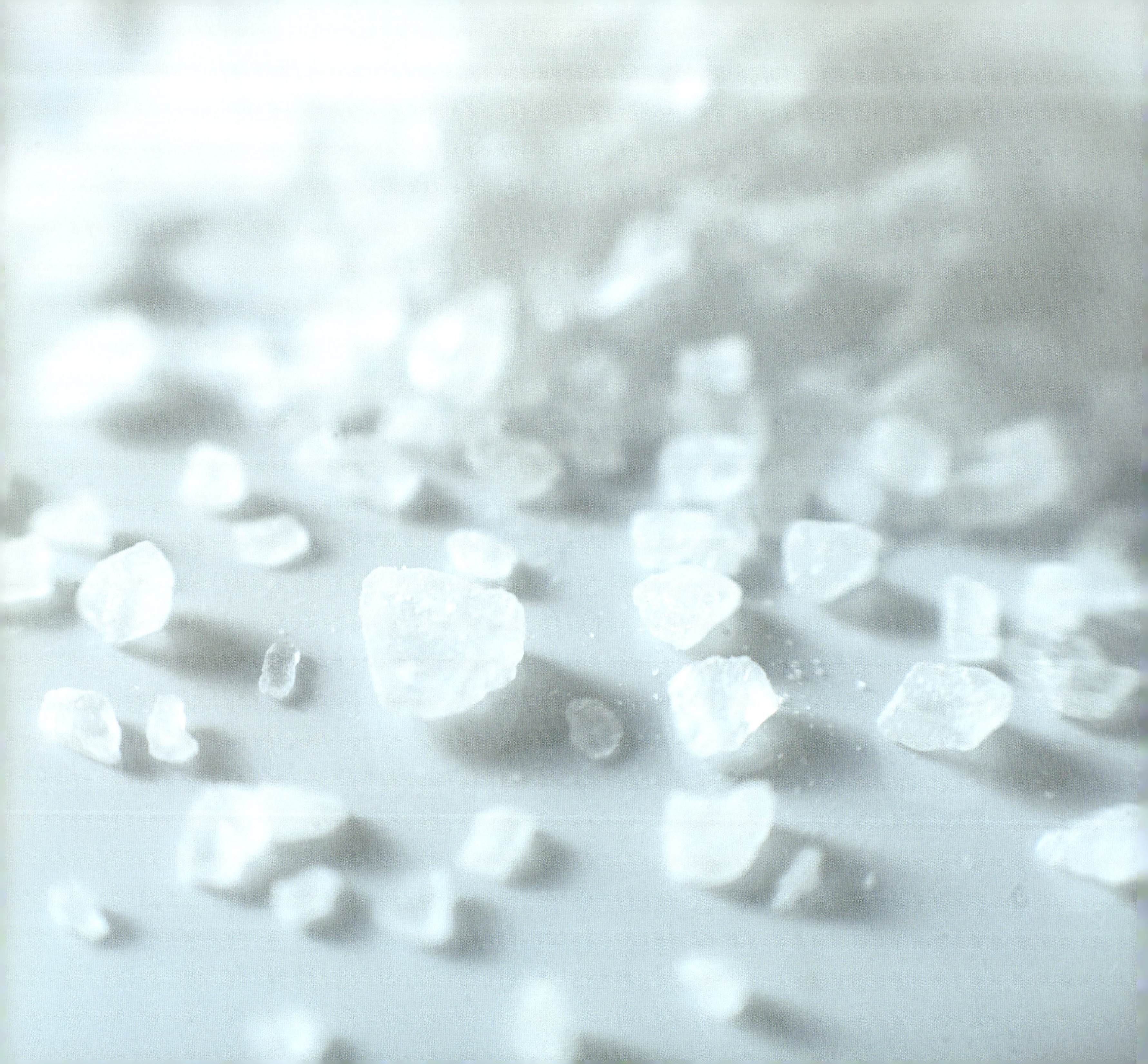

meersalz peeling

Für zarte, weiche Körperhaut
(bitte nicht im Gesicht anwenden)

Rezept

200 g grobes Meersalz oder Totes Meerbadesalz
etwas Mandel- oder Olivenöl

Das Salz mit dem Öl zu einem dicken Brei verrühren, dadurch werden die oftmals scharfen Kanten der Salzkristalle abgerundet, sodass das Peeling sanfter zur Haut ist. Das Meersalz Peeling unter der Dusche einmassieren, raue Stellen wie Ellenbogen, Knie und Füße stärker rubbeln und mit viel Wasser abspülen.

Das Eincremen nach dem Duschen ist nicht mehr nötig.

Die im Salz enthaltenen Mineralien Natrium, Kalzium, Kalium und Magnesium unterstützen die Haut dabei, Feuchtigkeit besser zu speichern.

klärende tomatenmaske

Tomaten klären und reinigen die Haut von Pickeln und Mitessern, Honig desinfiziert

Rezept

2 Tomaten
1 TL Honig

Die Tomaten werden zuerst mit dem Mixer ganz fein püriert. Danach gibt man den Honig hinzu und püriert das Ganze nochmals. Die Paste wird für etwa 10 Minuten auf das Gesicht aufgetragen.

Falls die Tomaten sehr viel Wasser enthalten, kann es sinnvoll sein, dies vor dem Pürieren zu entfernen, damit die Maske nicht zu flüssig wird.

handpflege

Pflegt raue, rissige Hände. Wirkt Wunder !

Rezept

20 g Mandelöl
30 g reines Glycerin
50 g Zitronensaft
20 g Kölnisch Wasser

Alle Zutaten in eine Flasche geben und gut schütteln. Mehrmals täglich mehrere Tropfen in die Hände einmassieren.

kräuter orangen milchbad

Herrliches Entspannungsbad

Rezept

1 TL Rosmarin
1 TL getrocknete Orangenschalen
1 TL getrockneten Lavendel
2 Tassen Milchpulver

Alle Zutaten in einem schönen Glas vermischen. Lassen Sie die Badewanne mit max. 38 °C warmem Wasser voll laufen und geben Sie 1/2 Tasse der Mischung ins Wasser. 20 Minuten entspannen und tief durchatmen.

Diese Mischung reicht für 4 Vollbäder.

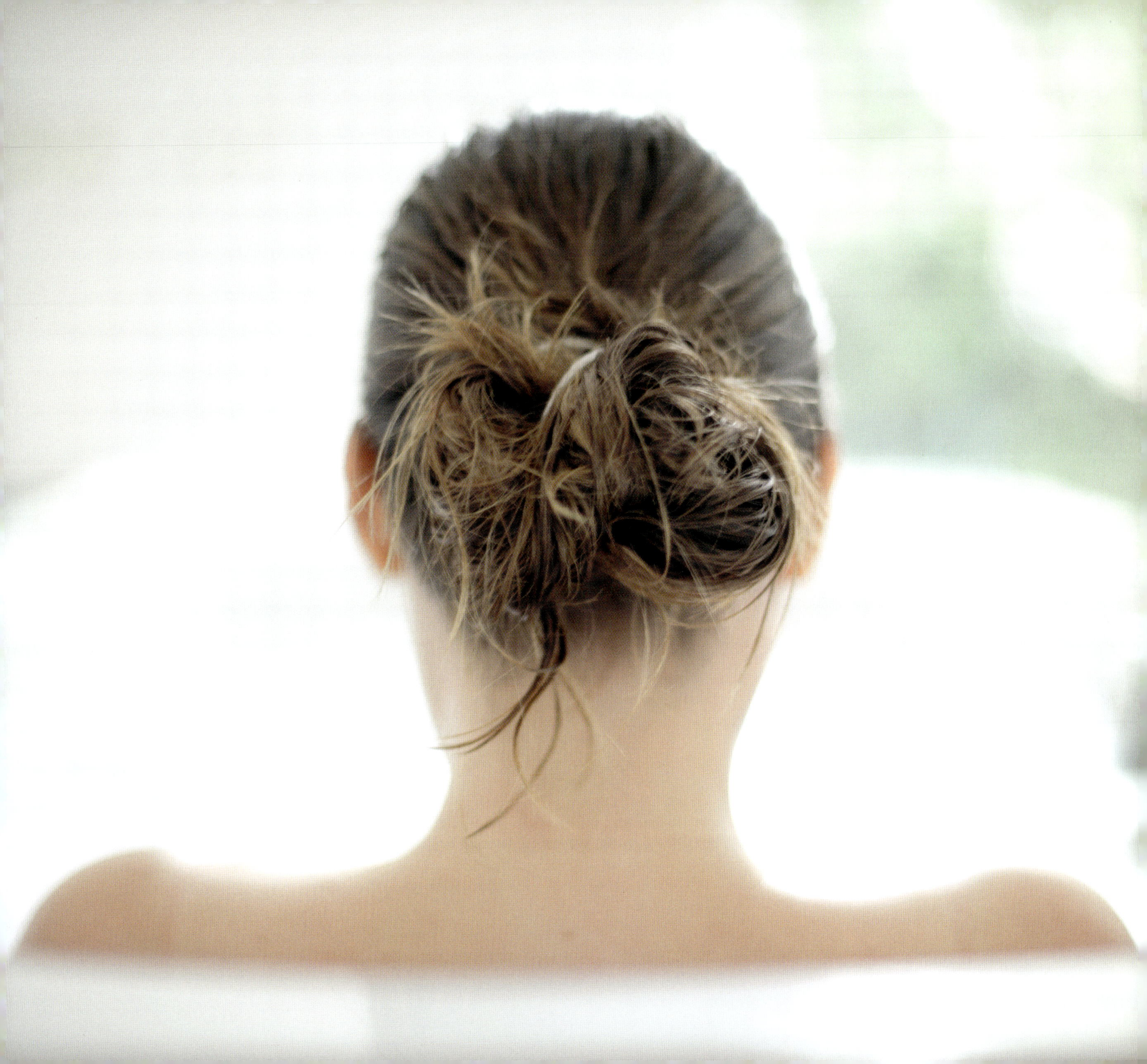

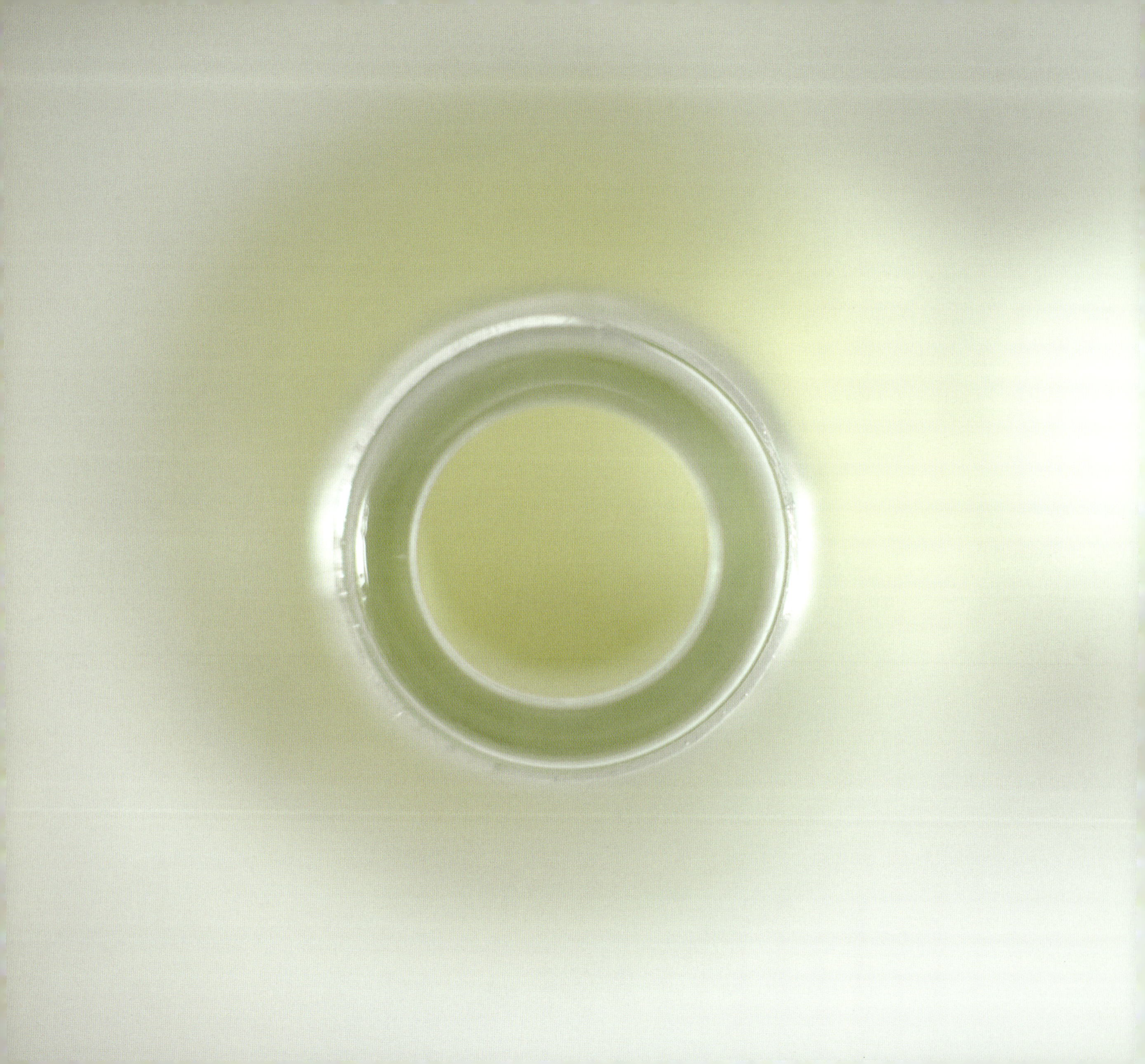

duftendes massageöl

Wirkt entspannend und baut Stress ab, nicht nur über den Geruchssinn, auch die Massage mit den eigenen Händen lindert Stress und Anspannung. Probieren Sie es aus!

Rezept

6–8 TL Avocado- oder Mandelöl
6 Tropfen Lavendelöl
2 Tropfen Jasminöl
2 Tropfen Rosenöl

Mischen Sie alle Zutaten in einer kleinen, verschließbaren Flasche. Wärmen Sie das Massageöl gut in den Händen an, bevor Sie es auf die Haut auftragen.
Und jetzt genießen Sie!

olivenöl packung

Entwirrt strohige Haare
und wirkt gegen Schuppen.

Rezept

Handwarmes Olivenöl

Das Olivenöl in die Haare einmassieren, ein Handtuch um den Kopf wickeln und bis zu einer Stunde einwirken lassen.
Dann auswaschen.

Falls jemanden der Geruch des Olivenöls stört, kann er mit ein paar Tropfen ätherischem Öl (z.B. Lavendel, Rose) überdeckt werden. Diese aber erst kurz vor dem Auftragen hinzufügen, da sich der Duft sonst durch die Wärme wieder verflüchtigt.

avocado packung

Diese einfache Packung wirkt bei allen Haartypen wahre Wunder – und besonders bei angegriffenem, splissigem Haar.

Rezept

1 Avocado
2 Eigelb

Die Avocado mit einer Gabel zerdrücken und die Eigelbe untermischen. Packung in das Haar kneten und mindestens 20 Minuten einwirken lassen. Anschließend etwas Zitronensaft oder Obstessig in das Spülwasser geben. Das neutralisiert die Haare und verleiht zusätzlichen Glanz.

sahne haarpackung

Feuchtigkeit, Glanz und Geschmeidigkeit für jedes Haar

Rezept

2 EL Sahnequark
2 TL Weizenkeimöl
1 TL Zitronensaft

Alle Zutaten gut miteinander verrühren. Verteilen Sie die Sahne-Öl-Zitronen-Haarpackung im frisch gewaschenen, noch feuchten Haar. Kämmen Sie Ihre Haare mit einem grobzinkigen Kamm durch, damit die Packung im ganzen Haar gut verteilt wird. Nach 10 Minuten die Haarpackung mit viel warmem Wasser auswaschen. Danach das Haar wie gewohnt trocknen oder frisieren.

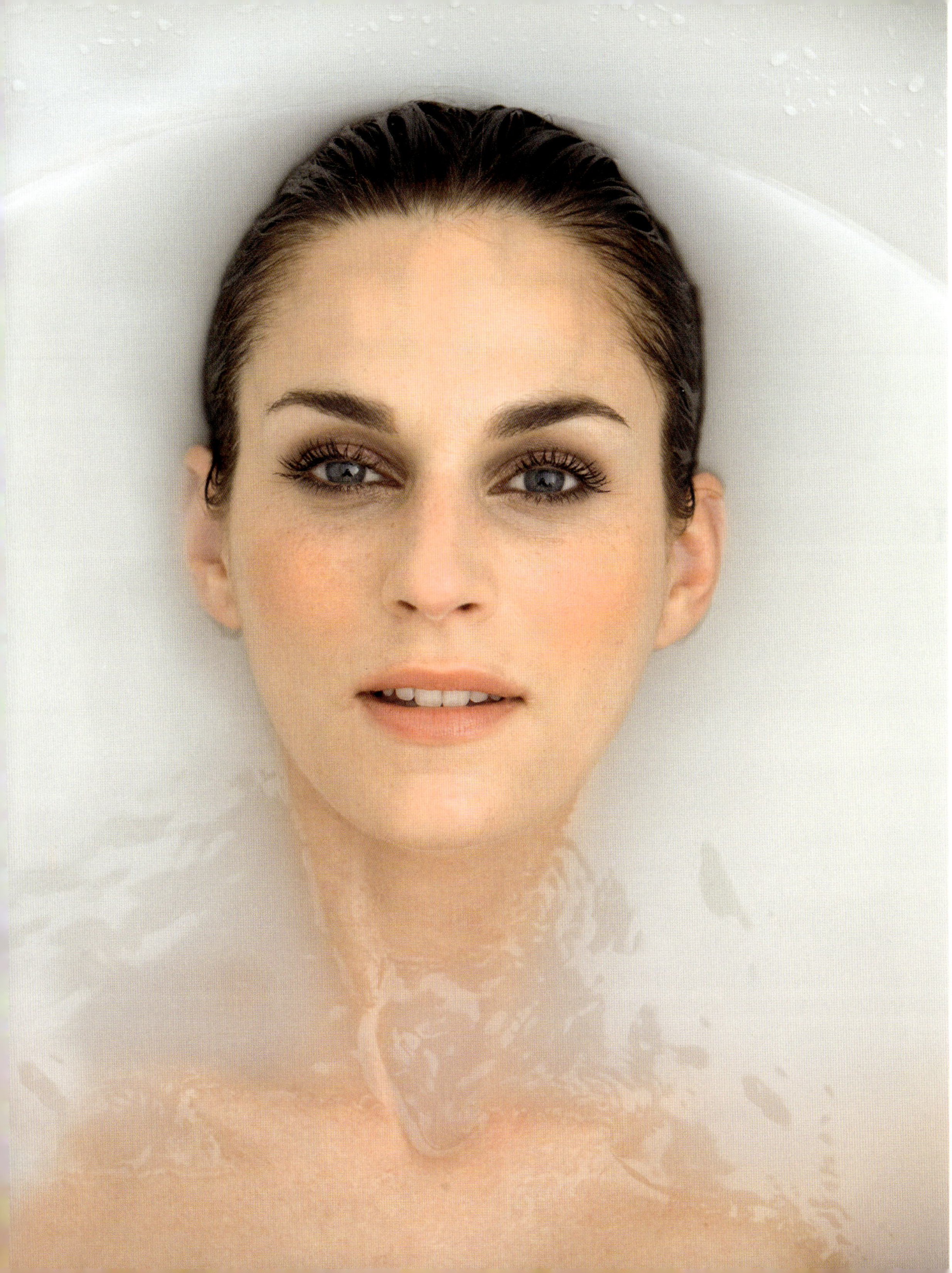

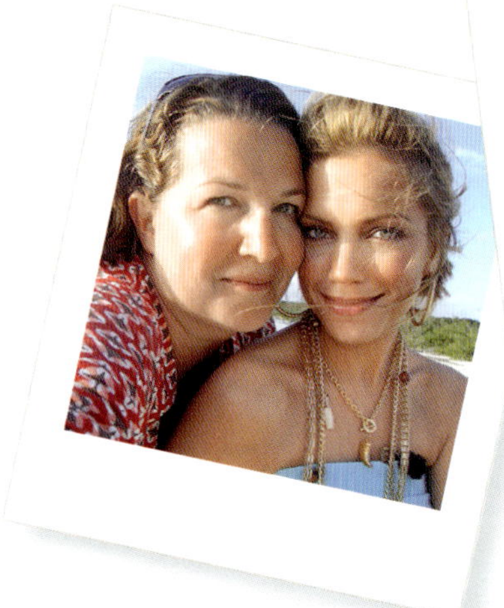

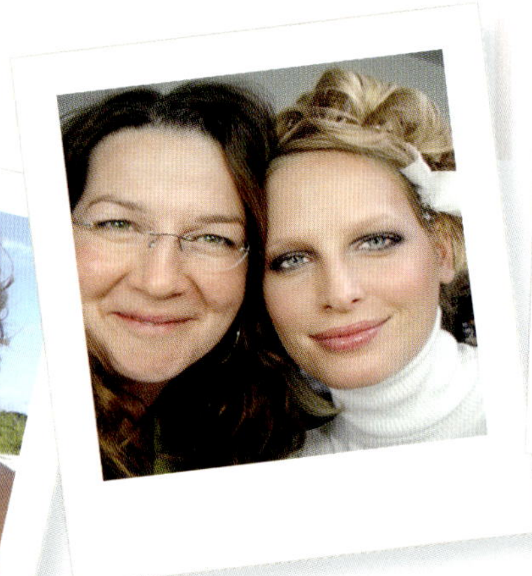

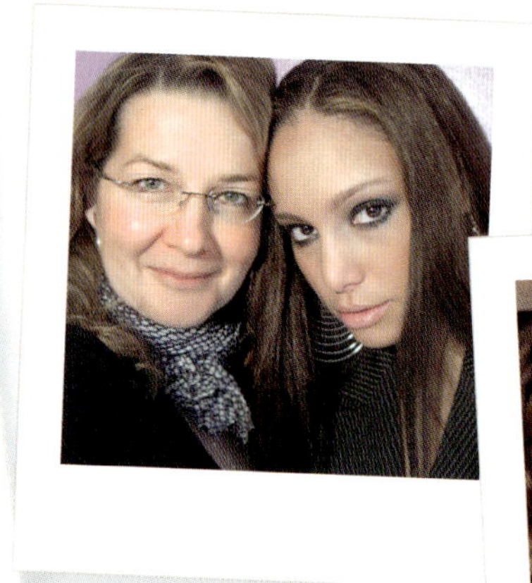

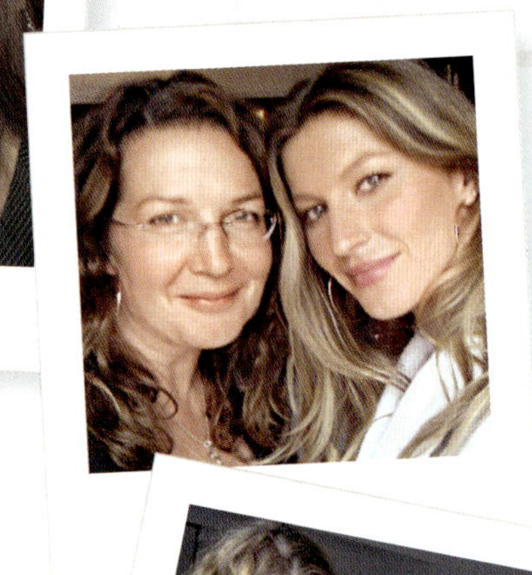

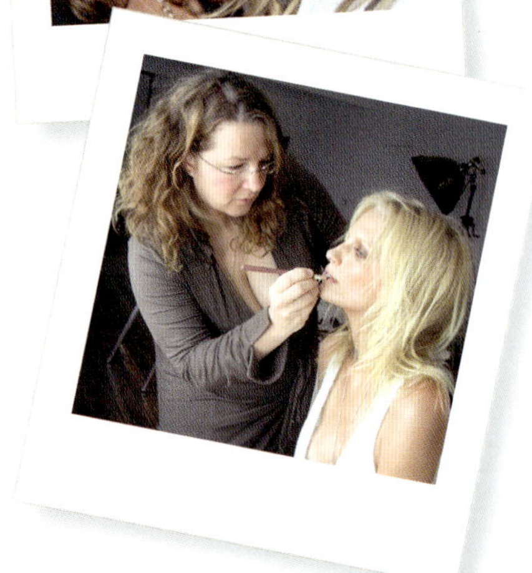

Ich glaube, ich habe
den schönsten Job der Welt –
ich darf schöne Menschen
noch schöner machen …

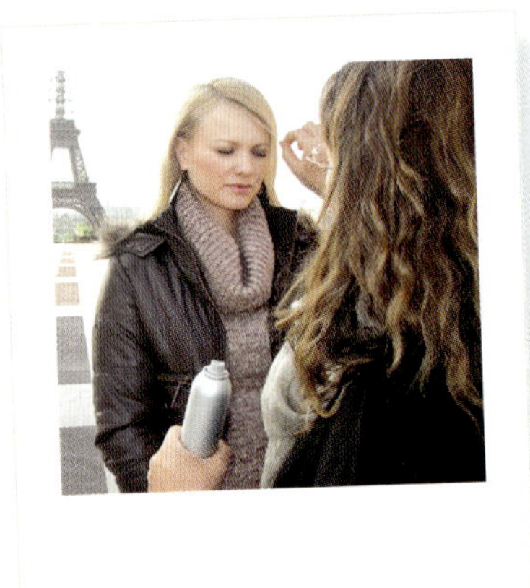

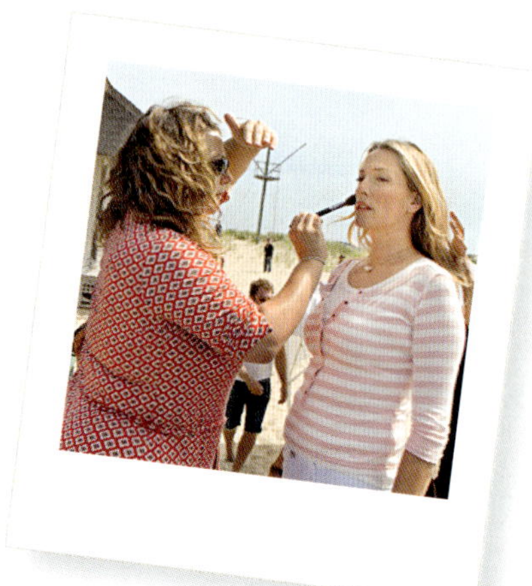

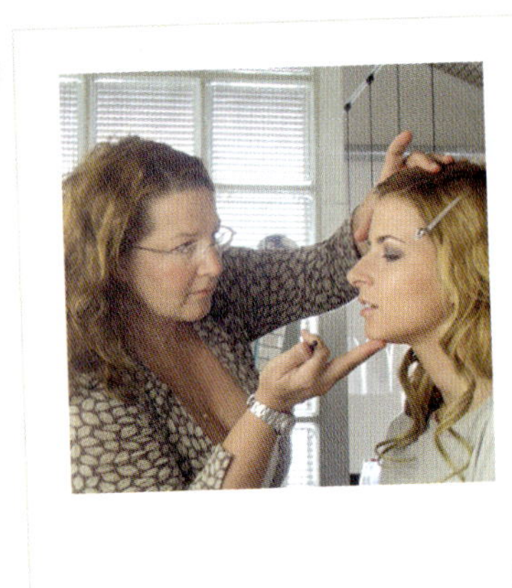

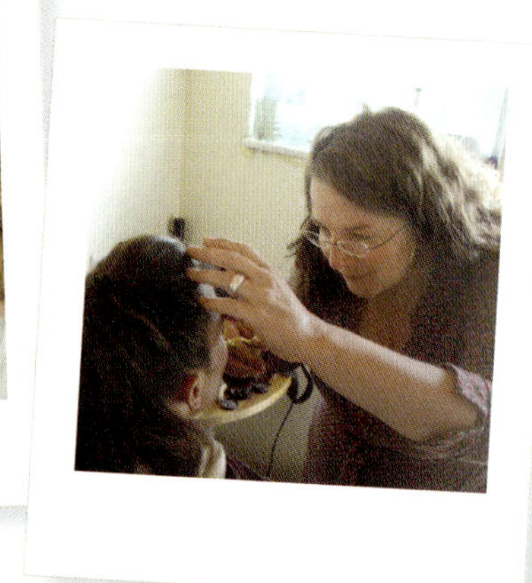

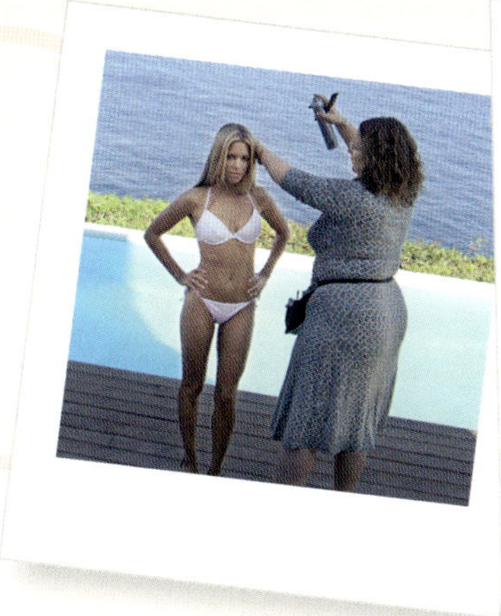
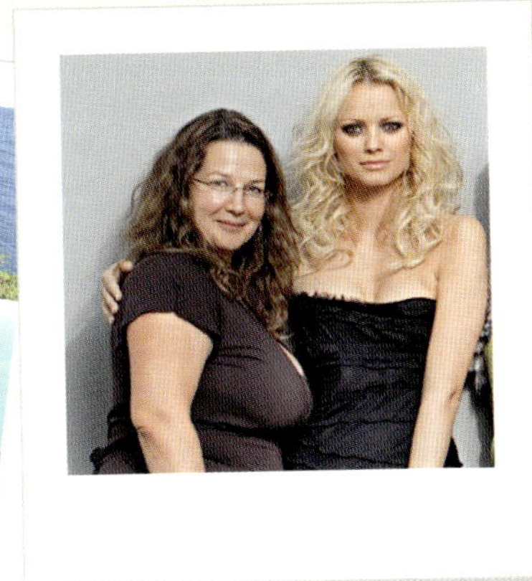
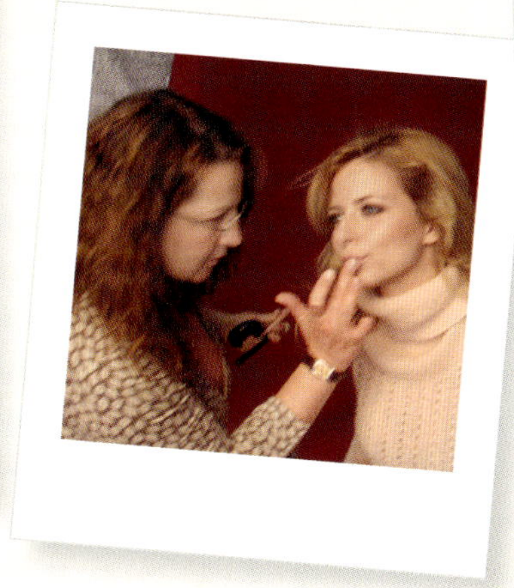
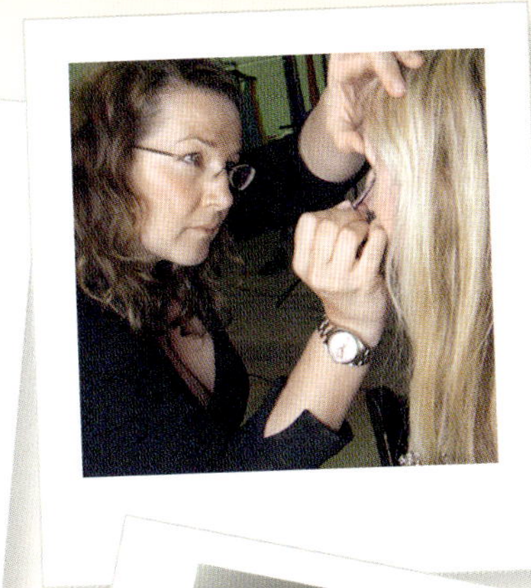
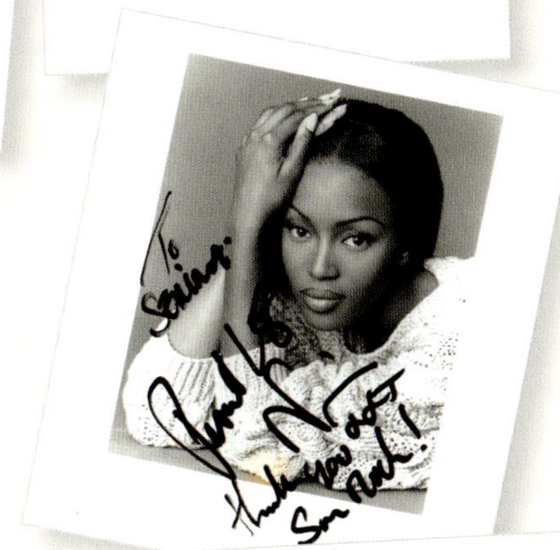

… auch wenn ich dafür manchmal um 3 Uhr nachts aufstehe, um einem Model Haarextensions einzuflechten, damit wir dann um 5.30 Uhr beim ersten Morgenlicht an irgendeinem Traumstrand eine neue Werbekampagne, ein Titelfoto oder eine Modestrecke fotografieren können. Denn das erste weiche Morgen- und letzte Abendlicht machen die Fotos besonders schön. Dass der Tag dadurch ganz schön lang wird, merke ich gar nicht mehr, schließlich stehe ich mit tollen Leuten an den schönsten Plätzen der Welt und arbeite an fantastischen Fotos mit.

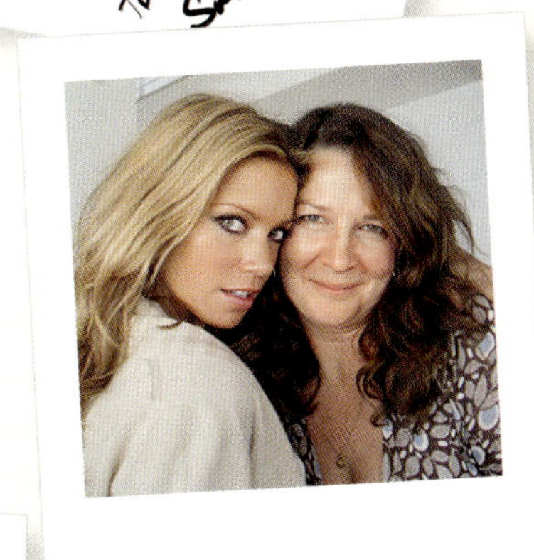

Ja, ich habe den schönsten Job der Welt …

… denn durch meine Ruhe und Erfahrung, mein Make-up und Hairstyling können sich Celebrities, Models und Personalities selbstsicher in der Öffentlichkeit zeigen. So fühlen sie sich durch ihr Äußeres gestärkt, um ihren neuen Film, ihre neue Kollektion vorzustellen, eine Moderation zu machen oder einfach um einen tollen Auftritt vor der Presse hinzulegen.

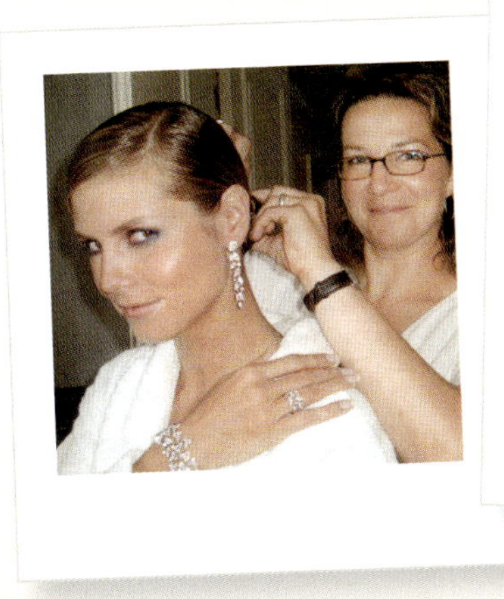
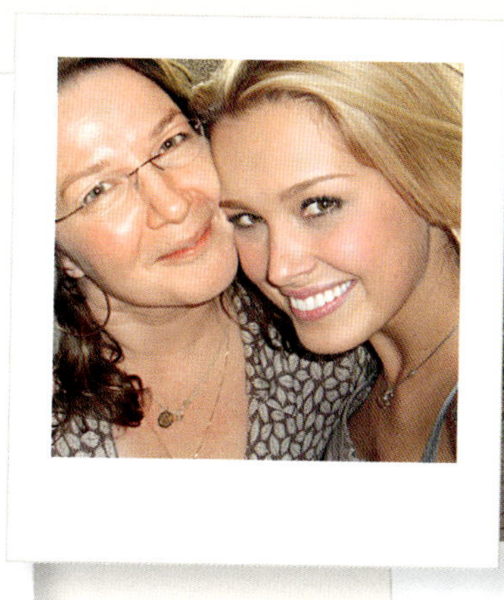
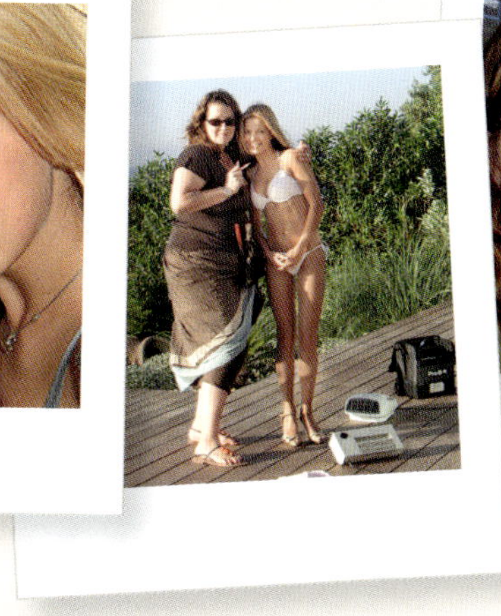
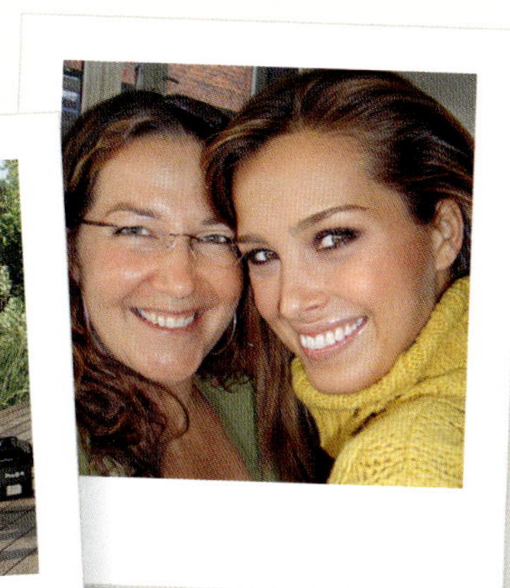
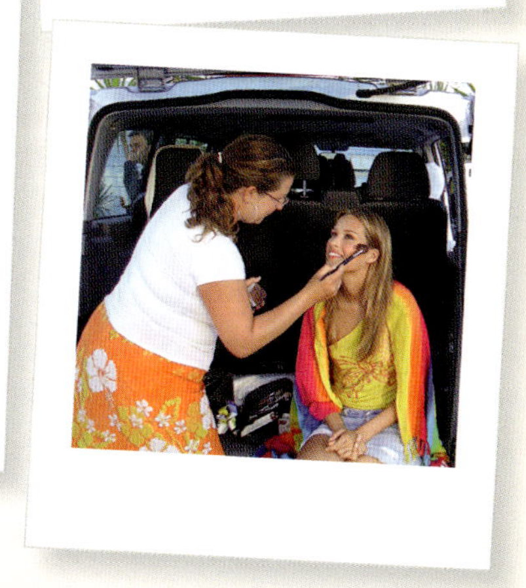

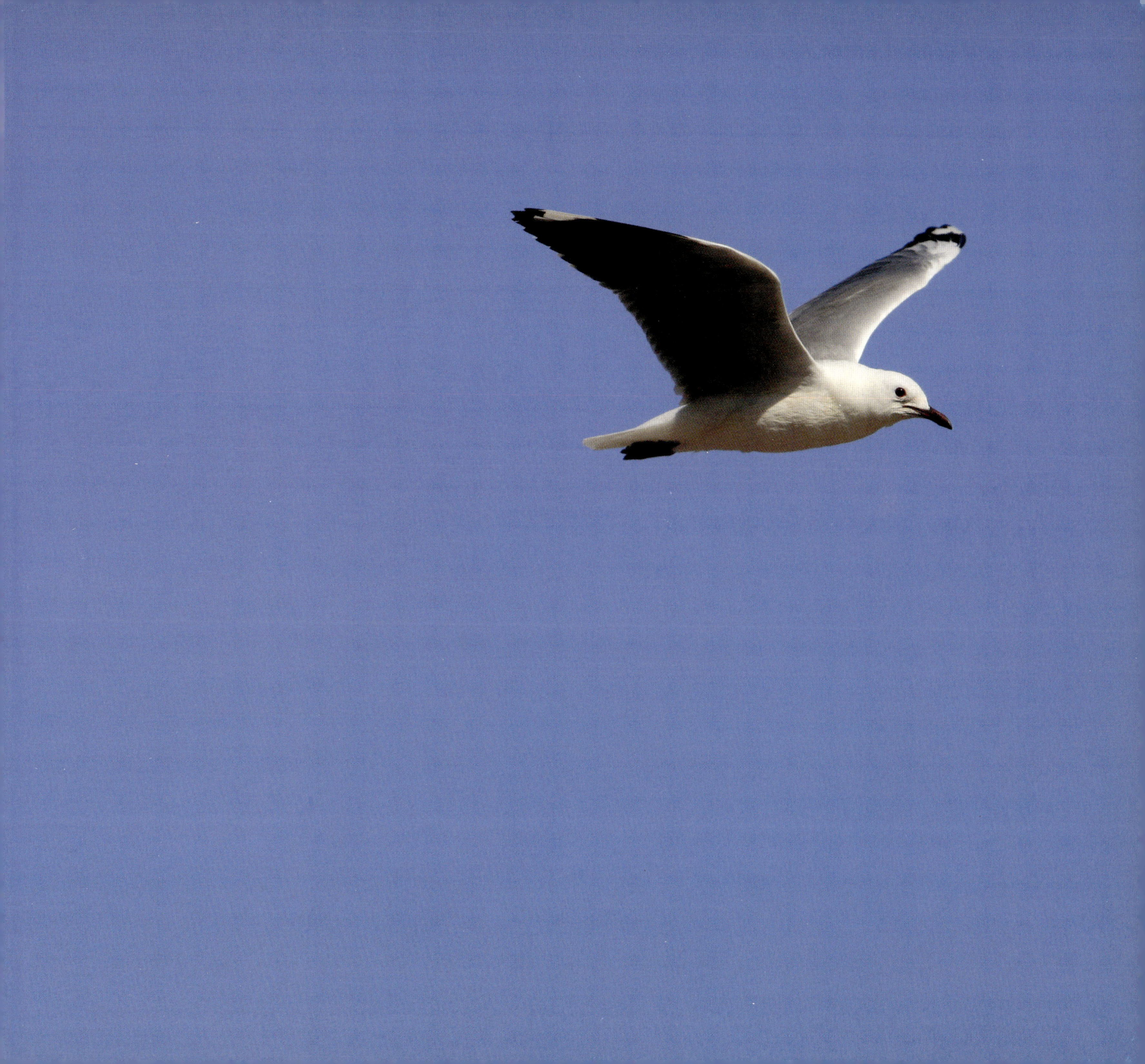

Danke

An dieser Stelle möchte ich mich von ganzem Herzen bei allen Beteiligten bedanken, die dieses Buch erst möglich gemacht und mich und meine Idee leidenschaftlich unterstützt haben:

Alle Modelle sind ganz »normale« Frauen und Freundinnen aus meinem engsten Umfeld. Nur Sarina Arnold und Katja Brand arbeiten als Profi-Models, für viele andere war es das erste Mal vor der Kamera.

Euch allen gilt mein größter Dank.
Ihr gebt meinen Worten Bedeutung, ein Gesicht …
und:
»Ihr seid wunderschön!«
Vielen Dank an:
Asli, Bärbel, Imke, Jaqui, Katja, Maike B., Maike F., Regina, Sarah, Sarina, Siegrid, Silke, Simone, Tatjana, Tini, Yvonne D., Yvonne W. und meine Omi Elsbeth.

Mein allergrößter Dank geht an Michael Goldenbaum (meinen Mann). Er sieht die Dinge genau wie ich. Mit viel Liebe und Zuneigung – und mit seinem Krebs-Aszendent- und Fisch-Einfühlungsvermögen – hat er die einzigartige Ausstrahlung der Dinge und der Frauen toll im Foto festhalten können.
DANKE! Ich wünsche mir noch viele solcher schönen Projekte mit dir.

Großen Dank auch an Harry Kämmerer und Christian Weiß und alle anderen Beteiligten vom Verlag. Ihr habt wunderschön das umgesetzt, was wir schon im Kopf hatten. Ihr seid toll – und unsere Nord-Süd-Connection hat super Spaß gemacht.

impressum

hinweis

Die Ratschläge/Informationen in diesem Buch sind von Autorin und Verlag sorgfältig erwogen und geprüft, dennoch kann eine Garantie nicht übernommen werden. Eine Haftung der Autorinnen bzw. des Verlags und seiner Beauftragten für Personen-, Sach- und Vermögensschäden ist ausgeschlossen.

buchkonzept

Serena und Michael Goldenbaum, Hamburg

fotografie

Sämtliche Bilder stammen von
Michael Goldenbaum, Hamburg

umschlaggestaltung

Christian M. Weiß unter Verwendung von
Motiven von Michael Goldenbaum

redaktion, layout & gesamtproducing

Team Christian M. Weiß, München

projektleitung

Dr. Harald Kämmerer
Sabine Gnan

lithografie

JournalMedia GmbH, München /
E2P Edition to Print GmbH

druck und verarbeitung

Mohn media Mohndruck GmbH, Gütersloh

Printed in Germany

FSC
Mix
Produktgruppe aus vorbildlich bewirtschafteten Wäldern und anderen kontrollierten Herkünften
Zert.-Nr. SGS-COC-1425
www.fsc.org
© 1996 Forest Stewardship Council

ISBN: 978-3-517-08455-8

9817 2635 4453 6271